醫學專家傳授

同理家人的失智症照護

完整圖解高齡化時代必懂的
知識、溝通到照顧的實用技巧

橫濱綜合醫院
橫濱市失智症疾患醫療中心中心長
長田 乾／著
曹茹蘋／譯

前言

各位在聽到「失智症」這個詞時，心裡有什麼樣的想法呢？「得了這種不治之症真可憐？」、「負責照護的家人好辛苦？」

還是認為「我父母現在很健康，所以跟我沒關係」？

很遺憾的，誰也無法保證自己不會罹患失智症。失智症和「現在很健康」、「以前在職場上很有領導能力」、「以前是大老闆」等等以前的性格、身分都無關。

只要邁入高齡，所有人隨時都有可能罹患失智症。

所謂失智症，是一種腦神經細胞基於某種原因出現障礙而產生的症狀和狀態。隨著失智症的症狀加重，患者的記憶力、理解力、判斷力會愈來愈低下，進而對社會生活及日常生活造成妨礙。

人在上了年紀之後，腦神經細胞會脫落，腦部因而萎縮。動脈硬化、腦血管疾病（腦中風）、心臟衰竭、低血糖等也是腦部萎縮的原因。

另外，隨著年齡增長，大腦皮質的腦血流量（供應養分與氧氣的血流量）和腦能量代謝

高齡者在死亡前罹患失智症的機率

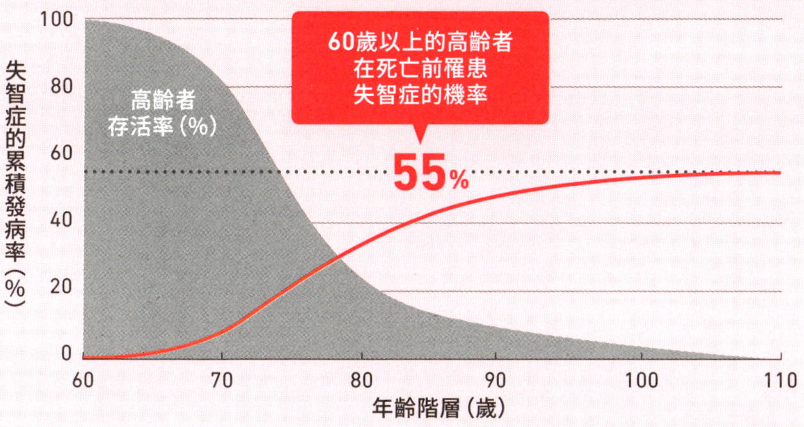

清原裕：日本高齡者失智症的實際情況與對策　久山町研究，2014

（腦內產生的化學反應）會有降低的傾向，而這也會影響失智症發病。

年齡增長是失智症最大的危險因子。

即便人的身體健康，就算沒有生病也沒有受傷的狀況，只要上了年紀，得到失智症的風險就會升高。

各位知道久山町研究嗎？

這是一項從1961年開始，以九州大學醫學部為中心所進行的研究，研究對象是福岡縣糟屋郡久山町的居民。除了高血壓、心臟疾病、糖尿病等慢性病之外，由於也是世界首次針對失智症進行追蹤調查，因此十分受到矚目。

根據這項久山町研究的結果，假設人活到110歲，高齡者在死亡前罹患失智症的比例約為55％，也就是說，**每2人就有1人會被診斷出失智症**。

這樣各位應該可以理解失智症並非事不關己

的事情了吧。

失智症雖然是任誰都有的共通風險，然而是否會演變成失智症卻是因人而異。關於這一點，在某種程度上可以透過腦部構造來加以說明。

大腦是由左右對半的大腦半球組成，左半邊是左腦，右半邊是右腦，然後左腦和右腦是透過名為胼胝體的神經纖維束相連。從左右腦發出的指令會交叉傳送至肌肉。

另外，大腦的前方稱為前額葉，後方是枕葉，上方是頂葉，側邊則是顳葉。

舉例來說，當顳葉內側的海馬迴出現障礙，就會變得很難回想起最近發生的事情（記憶障礙）。然後，當左腦的頂葉出現障礙，會發生計算困難的狀況（失算）；假使右腦的頂葉出現障礙，就會經常沒有注意到自己左手邊的空間（視覺空間認知障礙）。前額葉的外側如果出現障礙，會變得無法擬定並執行計畫（執行功能障礙）；若枕葉的內側出現障礙，則會變得無法辨識人的臉孔或迷失方向（地形迷失）。

失智症的病程發展速度也是因人而異。有人會花上好幾年緩慢地加重，也有人一下子就發展到嚴重階段。

無法預測正是失智症棘手的地方。

另外，「失智症」這個名稱或許也是造成大家對其抱有誤解的一個原因。因為嚴格來說，失智症並非特定的病名，而是指在某種原因或多個因素影響下，用來指稱患者生活產生障礙的狀態。

不僅如此，由於也有儘管有徵兆，卻沒有對日常生活造成妨礙，以致還無法斷定是失智症的「輕度認知障礙」，使得要做出診斷變得十分困難。

就連醫生都無法立刻下定論，家屬當然也無法輕易做出判斷了。可是，我們醫生對患者平時的日常生活並不熟悉，身為家屬應該會對患者本人的狀況有更深的了解。也因此，家屬與醫生互相共享資訊，一起摸索出更理想的失智症因應對策非常重要。

失智症的症狀會時好時壞。才覺得「最近狀況不錯耶」，隔天就因為迷路而引起大騷動……諸如此類的情況經常發生。

儘管如此，為了盡量讓患者本人能夠安心度日，全家人做到彼此充分地溝通、互相支持是非常重要的。

根據聯合國的定義，高齡者（65歲以上）人口占總人口比例達到7％稱為高齡化社會，達14％為高齡社會，達21％稱為超高齡社會。

日本從2007年開始就已經邁入超高齡社會。從厚生勞動省發布的簡易生命表的概況來看，2020年90歲以上人口的比例，男性約為28％，女性約為53％。然後2022年的平均壽命為男性81．47歲，女性為87．57歲。

既然平均壽命每年都不斷延長，今後超高齡社會的狀態也將持續下去。然後，只要高齡

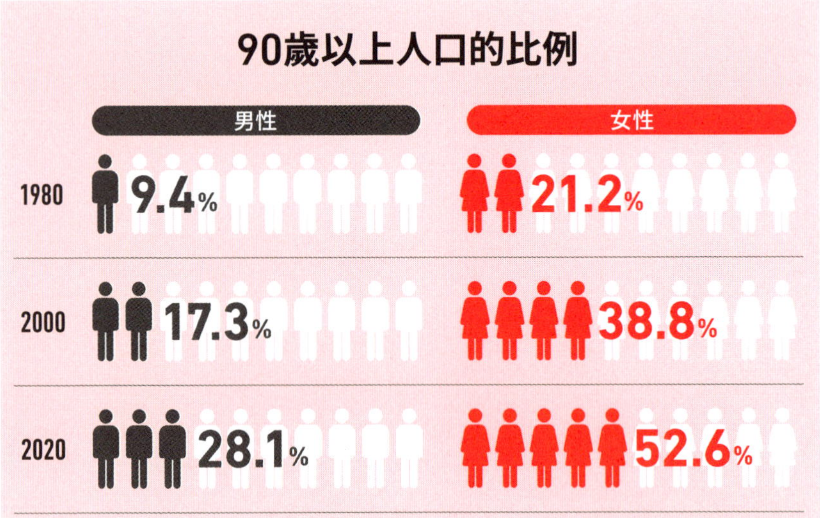

日本厚生勞動省，2021年的簡易生命表的概況

者的人數繼續增加，失智症患者的人數也必定會跟著增多。

在現代日本這樣的超高齡社會中，失智症已逐漸成為無可避免的問題。雖然很可惜現代醫學無法徹底解決失智症的症狀，但至少並不是「一旦罹患失智症就完了」。

我們可以透過巧妙地與失智症共處，延緩病程的發展。即使出現失智症的症狀也不需要放棄，還是可以結合服藥和非藥物治療，盡量讓患者度過有意義的時光。

不要認為「照護＝家屬的責任」，請盡可能借助更多人的力量。

這本書是為了父母、配偶已罹患失智症，或疑似有失智症的家屬而寫。文中會舉出許多「NG」和「OK」的具體事例，詳細解說在那種情況下應該如何應對。

儘管腦袋可以理解，可是一旦事情發生在自

己身上，就變得驚慌失措的人想必也不少吧。遇上那種時候請務必冷靜下來，重新閱讀這本書。也可以在閱讀本書時，想像自己將來罹患失智症的情形。

但願每個人都能巧妙地與家人的失智症保持距離，同時抱著開朗積極的心態給予患者支持與照顧。

長田 乾

目次

第3章 【不安期】大家都心有戚戚焉！失智症的常見狀況

第5章 有助於抑制失智症加重的預防方法

專欄

第1章

測驗
容易罹患與不易罹患失智症的人有何差異？

雖然每個人都有可能罹患失智症，
但實際上還是有容易罹患與不易罹患的差別。
那麼，究竟是哪種人容易罹患，又是哪種人不易罹患呢？
請試著思考，回答接下來的測驗吧。

會不會罹患失智症有個別差異！

所謂失智症，是認知功能（正確理解、判斷事物，並且適當執行的功能）因腦部疾病或障礙等各種原因而低下，對整體日常生活造成妨礙的一種狀態。

失智症是會隨年齡增長而出現的症狀之一，腦細胞在各種原因下減少或功能變差，導致記憶力、判斷力出現障礙，進而影響到社會生活和人際關係。

失智症有**阿茲海默型失智症**、**血管型失智症**、**路易氏體型失智症**、**額顳葉型失智症**、**帕金森氏症失智症**等各式各樣的種類。其中最常見的是阿茲海默型失智症。

這個阿茲海默型失智症的症狀是源於阿茲海默症，因為年齡增長或基因異常，使得β-類澱粉蛋白（一種蛋白質）在腦中堆積，結果導致腦部萎縮而發病。

阿茲海默型失智症所造成的腦部萎縮可以透過影像確認。一般認為，腦部持續萎縮的人，認知功能低下的狀況會比較嚴重，但實際上還是存在著個別差異。

有人的腦部持續萎縮但是其認知功能卻很正常；也有人的腦部沒有什麼萎縮，可是認知功能卻明顯下降。也就是說，即便客觀上存在阿茲海默型失智症的病理，也有容易發病和不

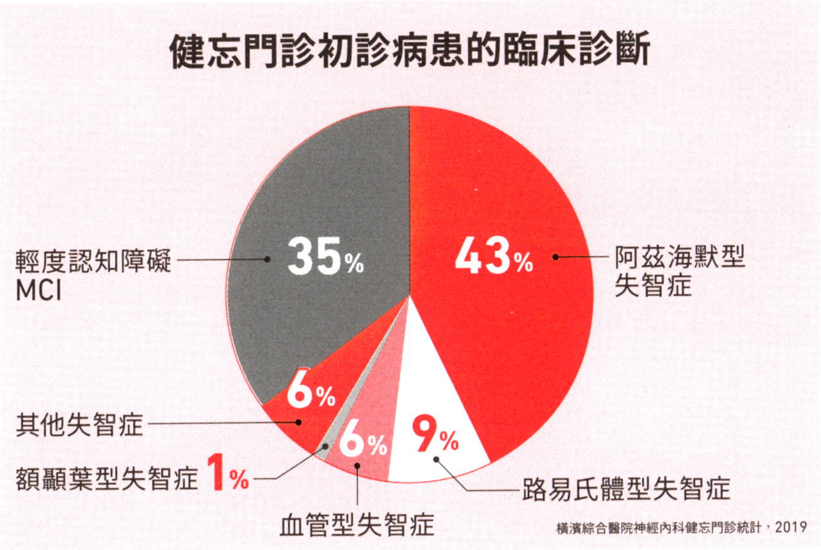

橫濱綜合醫院神經內科健忘門診統計，2019

易發病的差別。

儘管受到腦部疾病或年齡增長的影響，認知功能卻沒有下降的個人潛在能力稱為**「認知儲備能力」**。而認知儲備能力高的人，可以說具備了抵抗認知功能低下的能力。

目前普遍認為，對這個認知儲備能力影響最大的因素是教育程度。教育程度是指從孩童時期開始接受教育的期間，一般認為**這個教育期間愈長，失智症發病的時間就愈慢**。

有報告指出，在先進國家，由於受教育的人口比以前來得多，失智症的發病率因而下降。因此，發展中國家也可望透過拉長就學年數，讓失智症的發病率降低。

另外，有研究結果顯示，教育程度高的人，工作記憶、語言記憶、語彙、專注力等的檢查成績都比較好，而這一點被認為擁有較高的認知儲備能力。這是因為教育程度高，腦內網絡會較為

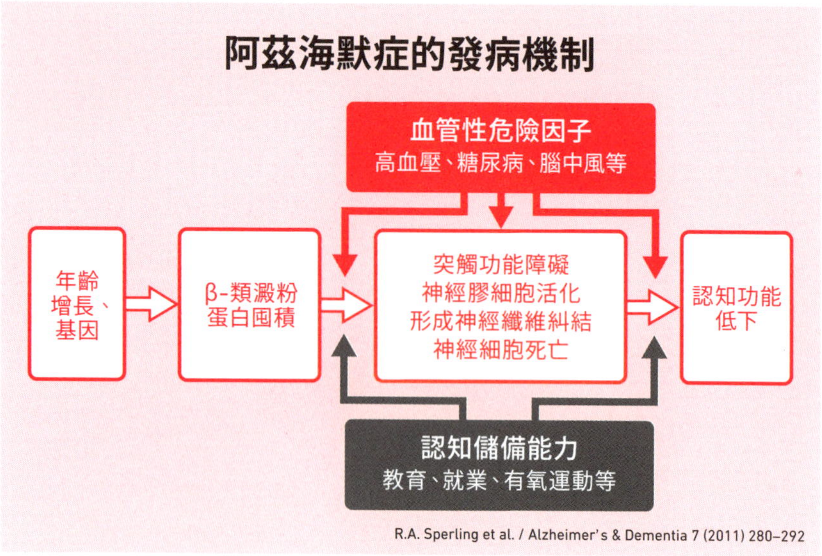

R.A. Sperling et al. / Alzheimer's & Dementia 7 (2011) 280–292

發達且具有彈性。

不過，會對認知儲備能力帶來影響的不只是教育程度。

也有其他的研究報告指出，過去從事何種職業也會對認知儲備能力造成影響。比方說以下幾種職業。

- 需要高度知識或技術的職業。
- 作業複雜的專業職業。
- 管理許多下屬的職業。

還有，這個認知儲備能力也被認為會**因日常生活習慣而產生差異**。

舉個例子來說，A先生每到假日都不出門，只會待在家裡無所事事地看電視。B先生則是會在假日積極外出與人碰面，或是出去旅行欣賞美景。那麼，在他們兩位之中究竟誰的認知儲備能力有受到鍛鍊呢？

不用說，答案當然是B先生。

對任何事情都好奇心旺盛且有活動力的人，其腦部活絡的時間比較長，因此認知儲備能力有較高的傾向。

在本章中，除了剛才所介紹的認知儲備能力外，還會以測驗的形式，解說**是什麼樣的人容易罹患與不易罹患失智症**。接下來請一邊回答下頁開始的問題，一邊學習關於失智症的發病風險吧。

Q1

胖嘟嘟型與瘦巴巴型的人？

A1

體型稍微胖一點的人比較不容易罹患失智症。

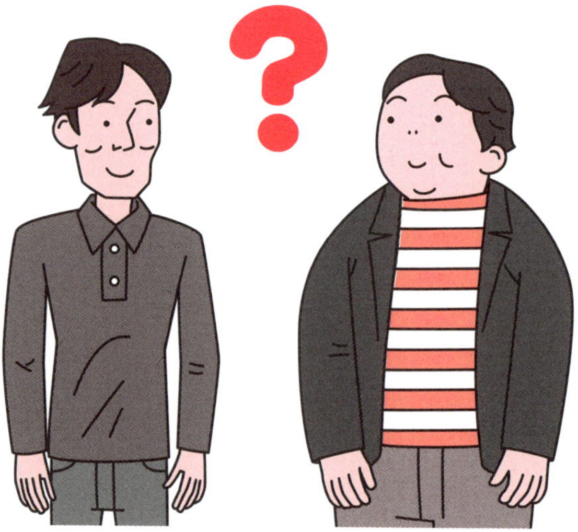

解說

認根據美國一項針對失智症發病風險所做的調查研究指出，假設標準體重（※BMI18．5以上、25以下）為1，那麼體重低於標準者的失智症發病風險約為2.5倍；另一方面，體重高於標準者的發病風險是0.7倍，也就是說，胖的人比較不易罹患失智症。

在中年期之前，一般認為胖子比瘦子要容易罹患失智症，可是邁入高齡之後就會相反過來。

人年紀大了之後，身體機能會衰退，肌肉量也會自然而然減少（體重減輕）。肌肉如果減少，跌倒的危險性就會升高。同時，認知功能會下降，也會變得缺乏社會性的人際關係。

這種介於健康與需要照護之間的不穩定狀態稱為「衰弱（Frailty）」。

實際上，如果想要避免罹患失智症，比起身材的胖瘦，設法讓自己不要進入衰弱狀態更為重要。

※BMI是表示肥胖程度的身體指數。計算方式是「體重（kg）÷身高（m）÷身高（m）」。

Q2

配戴帽子尺寸大的人與配戴帽子尺寸小的人？

A2

頭大且腦部較重的人，被認為有較高的認知儲備能力。

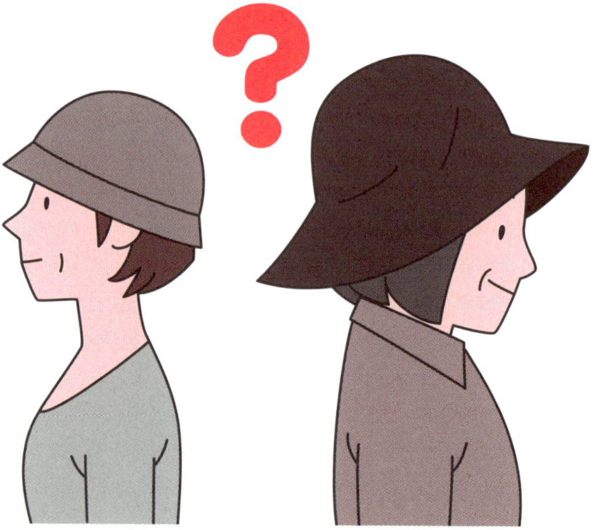

解說

在現代，由於像模特兒那樣頭型小的人有時會被稱讚「長得好」，因此應該有些人會對自己的帽子尺寸很大而感到自卑吧。

可是，其實並不需要對頭型大這件事情感到悲觀。

最近有專家針對腦容量（頭圍尺寸）與認知功能的關係進行研究，結果發現**頭型大的人罹患失智症的風險較低**。

頭型大的人因為腦容量大，腦內的神經細胞和突觸等的分布比較不擁擠。然後，分布不擁擠的人（配戴帽子尺寸大的人）被認為有較高的認知儲備能力。

所謂認知儲備能力，是一種有彈性且有效率地利用腦內網絡，**減輕腦部受損影響的能力**。

被視為能夠如盾牌一般，保護認知功能不受阿茲海默症、腦中風、路易氏體症、外傷等危險因子傷害。

Q3

高血壓的人與低血壓的人？

A3

血壓高的人要注意！有可能因為腦中風導致症狀急遽加重。

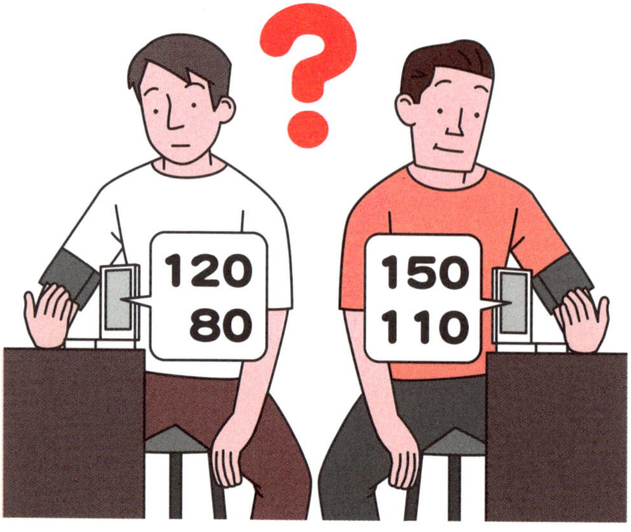

解說

缺乏運動、抽菸、喝酒、壓力、飲食不均衡等生活習慣，會提高罹患失智症的風險。

糖尿病、血脂異常、高血壓等慢性病也有引發失智症的風險。

在這之中，風險最高的是高血壓。

有研究報告指出，在中年期血壓愈高的人，到了老年期罹患失智症的風險也會愈高。

比方說，假設中年期的收縮血壓（血壓上限）在120以下的人為1，那麼120～139的人就是1.6倍，140以上的人則有約2.7倍的風險。因此，從中年期開始服用降血壓藥、確實控制血壓，可有助於預防失智症。

另外，高血壓會導致腦中風，而腦中風是引發血管型失智症的原因。

原本是阿茲海默型失智症的人一旦腦中風，之後症狀就會急遽加重，因此必須非常小心。

Q4

兩人同住的高齡者與只有一人獨居的高齡者？

A4

只有兩人同住的話容易與社會隔絕，得到失智症和需要照護的風險會因此提高。

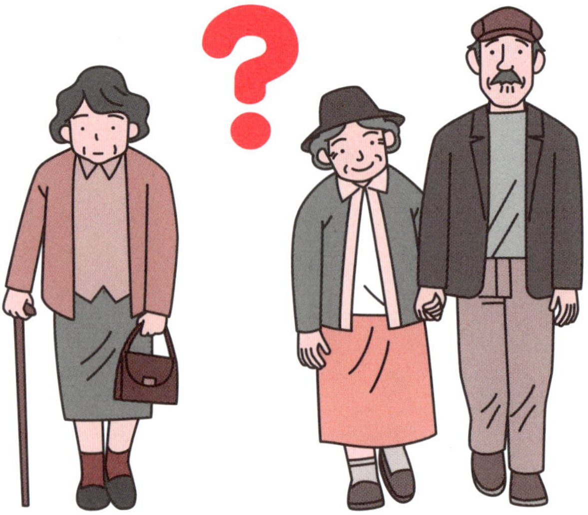

解說

大家都知道，經常有社交活動的人得到失智症的風險較低。也就是說，和配偶或孩子同居，並且與親戚、朋友、當地居民**有頻繁交流的人，比較不容易罹患失智症**。

從這一點來看，各位可能會以為失智症風險最高的是獨居高齡者，但實際上未必如此。

只要觀察認定需要照護之風險的資料，就會發現風險最高的其實是兩人同住且很少與人往來的高齡者。假設與家人同住、人際網絡良好的人為1，**兩人同住的需要照護風險則為其3倍以上**。

同樣的，最容易閉門不出的也是兩人同住的高齡者。

夫妻感情融洽地一起生活固然是件好事，可是如果把自己關在兩人世界裡，就會斷絕與社會的關係。

無論是兩人同住，還是只有一人獨居，都請積極地外出**與外面的世界產生連結，如此才能預防失智症的發生**。

Q5

經常寫信的人與不擅長寫信的人？

A5

從年輕時開始就經常寫信的人因為有在使用語言能力，所以得到失智症的風險較低。

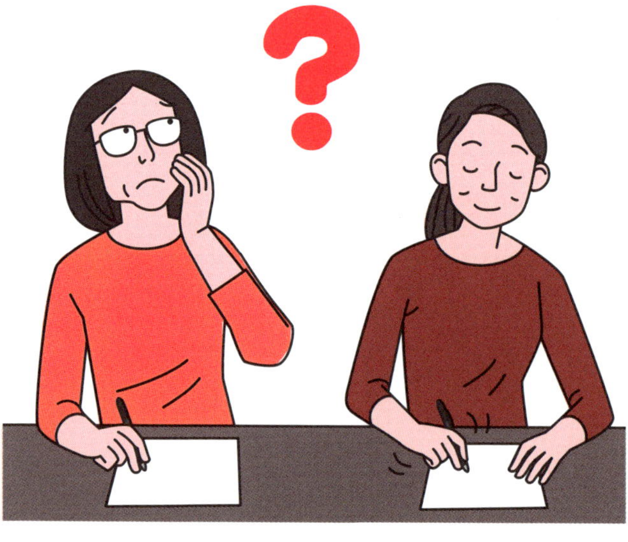

解說

目前已知，知覺速度和計算能力會隨年齡增長而大幅下降，但是語言記憶、語言表達等語言能力，並不會在邁入高齡後下降太多。

另外，研究也已證實，職業和教育程度（在學校受教的期間）會對認知儲備能力（延緩失智症發展的能力）造成影響。

過去從事的職業需要高度知識或技術的人，一般而言認知功能低下的風險會比較低。

然後也有研究報告指出，教育程度高的人比起教育程度低的人，工作記憶、語彙、語言記憶、注意力、專注力等的檢查成績都會比較好。

認知功能下降的時期雖然因人而異，但是從年輕時開始就會寫信或寫文章的人，因為每天都在鍛鍊自己的語言記憶和語言能力，所以推測認知儲備能力也有受到訓練。

和文章寫得好壞無關，有多常讓與語言相關的腦部活化運作才是重點。

Column

重點解析

認知儲備能力高的人有可能撐得較久

原本「認知儲備能力」這個詞，是指對腦部損傷的承受力和恢復力。一般認為認知儲備能力高的人，可以撐得比較久而較不會失智症發作，但如果因為這樣就以為「失智症與我無關」，有這種想法就太輕率了。

有報告指出，若比較症狀程度相當的阿茲海默型失智症患者的腦部影像，會發現認知儲備能力高的人，其顳頂葉的血流速度（相較於認知儲備能力低的人）緩慢；再觀察另一部位，認知儲備能力高者的前額葉血流速度，則較認知儲備能力低者來得快且暢通。

也就是說，有可能是前額葉代償了顳葉的功能。

認知儲備能力高的人因為具備對抗阿茲海默症等症狀的能力，在失智症的測驗中多半都會取得高分。只不過，這也表示有較晚才發現失智症的危險性。

因此，認知儲備能力高者有可能要等到失智症的腦部病況已相當嚴重，才會被發現已經得病。因為患者是在出現更多病變之後才被發現，發現後有可能病情會急速惡化。

如果除了「健忘」外還有以下變化，會建議及早就醫。

- **不做平常每天都會做的事情了。**
- **對事物失去關心和興趣。**
- **變得不修邊幅。**
- **會為了小事生氣。**
- **無法理解電視劇的內容。**
- **無法管理藥物。**

若是家人，應該可以察覺測驗中所沒有的細微日常變化。

第2章

忐忑期
「和平常不一樣?」的想法有助於及早發現病情

像是「變得經常忘東忘西」、「花在料理上的時間變長了」、
「變得沉默寡言」等等，
失智症有一些典型的徵兆。
為了及早發現失智症，
請事先了解初期的症狀。

輕度認知障礙若置之不理，真正罹患失智症的風險將提高

失智症與年齡增長有明顯的關聯。

從下一頁的圖表可以看出，65～69歲得到失智症的比例僅有6.5％，可是超過95歲後就有72％的人會發病。

由於**認知功能會隨年齡增長而下降**，因此這個數值絕非天方夜譚。根據日本厚生勞動省所發表的資料，日常生活中有某些障礙（日常生活自立度Ⅱ以上）的日本失智症高齡者之人數，推測將於2025年達到470萬人。

這個數字相當於65歲以上人口的12.8％。換句話說，在日本這樣的超高齡社會中，如今所有人都和失智症脫離不了關係。

失智症的初期症狀是明顯變得忘東忘西，之後會變得無法順利購物、做家事、管理金錢等等。不久隨著失智症加重，會開始無法自理飲食、排泄等基本活動。

不過，失智症的發展速度因人而異，很少有人發病之後沒多久就需要照護。多半都會在名為**輕度認知障礙（MCI）**的灰色狀態持續一段時間，之後才真正發展成失智症。

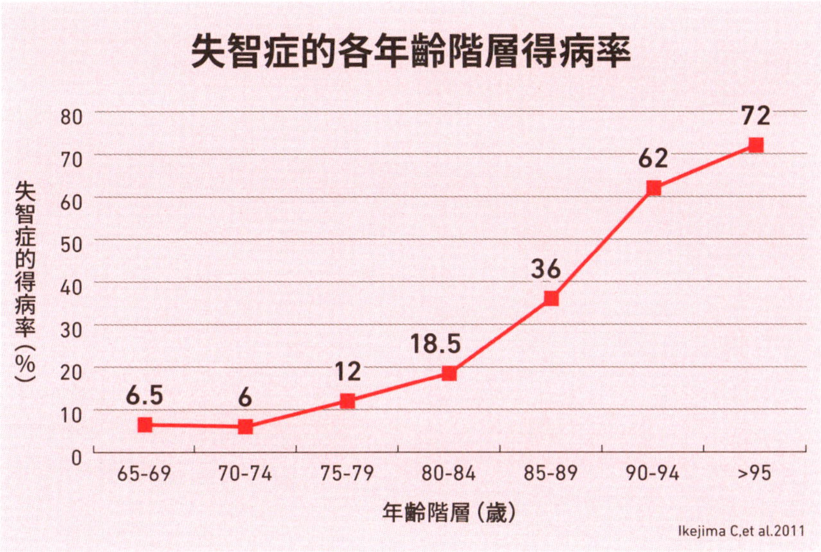

所謂輕度認知障礙，是一種患者只會出現像是經常忘東忘西、難以開口表達等某單一項症狀的狀態。即使認知功能下降，也不會對日常生活造成妨礙。

可是，要是因為這樣就有「既然還能正常生活，那麼應該還不要緊」的想法，那就太過於輕率了。輕度認知障礙的患者約有半數都會發展成失智症。如果只是置之不理，認知功能有可能會加速下降。

認知功能下降的速度，會隨這個時期有無採取對策而改變。建議家人一旦觀察到哪裡「怪怪的」，就要及早找專科醫師諮詢。

人們常說「失智症是醫治不好的病症」。雖然確實無法回到年輕時的狀態，但還是可以延緩病情的發展。坐視不管、什麼也不做，**對患者本人和家屬都不是一件好事**。

在說服患者時，很重要的一點是家屬得要顧

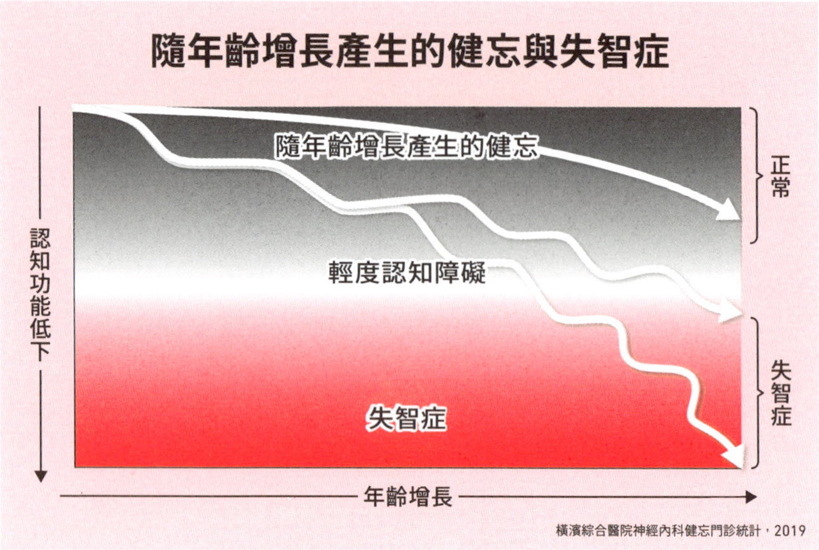

橫濱綜合醫院神經內科健忘門診統計，2019

及本人的自尊。

不要斬釘截鐵地說「你得了失智症，去給醫生看看吧」；而是要用「你最近變得經常忘東忘西，還是早點找人商量比較安心」這樣的說法溫柔勸說。

實際上，還有**要區分輕度認知障礙與失智症非常困難**的客觀層面存在。

診斷失智症時，因為沒有血壓、血糖這類可以作為明確判斷基準的數值，所以很難進行縝密的診斷。

因此，不同的醫生有可能會做出不同的判斷。根據失智症的診斷測驗結果，有的醫生會做出「●分以下就是失智症」的判斷，也有的醫生會說「年紀大了有這種狀況很正常」的話來讓人放心。

另外，如果在初次就診的醫院被醫生冷淡地告知「是失智症沒錯」，**患者本人和家屬應該都**

告知患者本人病名的頻率

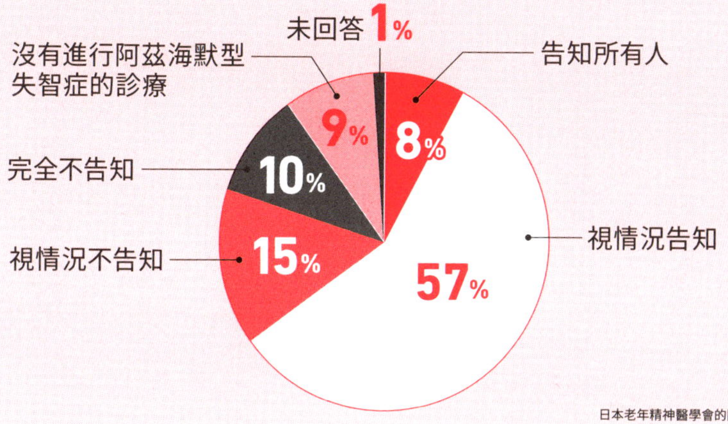

日本老年精神醫學會的問卷調查

會受到很大的打擊吧。

就如同上方資料所示，由於每位醫生的想法都不同，因此對於如何告知會比較好這一點，目前眾人的意見並不一致。

以我自己來說，我目前的做法是不會明確地告知本人病名，而會鼓勵對方：「你來得正是時候。為了不要得到失智症，我們就從現在開始一起努力吧。」

掌握阿茲海默、血管型、路易氏體這三大失智症的特徵與症狀

失智症可以依其成因分成好幾種。以下就來深入了解這幾種代表性的失智症有哪些特徵與症狀。

●阿茲海默型失智症

成因：阿茲海默症
特徵：腦部萎縮
症狀：近期記憶變得模糊

由於年齡增長或是基因異常，β-類澱粉蛋白（一種蛋白質）在腦中沉澱導致神經細胞喪失，腦部因而萎縮。高血壓、糖尿病、腦中風等疾病也會影響症狀的發展，患者與家屬需要特別留意。

若罹患阿茲海默型失智症，首先近期記憶（幾分鐘前到幾週前的記憶）會變得模糊。另外，也會出現不會操作手機、烹調過程不順利等執行功能障礙。

●血管型失智症

成因：腦中風（腦出血、蜘蛛膜下腔出血、腦梗塞等）

特徵：遠因為慢性病

症狀：判斷力、語言能力下降

一般通常會在腦中風之後發病。倘若左腦發生腦中風，有可能會罹患失語症；另一方面，如果是右腦發生腦中風，則會出現左半身麻痺、步行困難、顏面神經麻痺、執行功能障礙、感覺障礙、無法注意左側的半側忽略等症狀。

●路易氏體型失智症

成因：路易氏體堆積（路易氏體症）

特徵：前額葉或枕葉萎縮

症狀：幻視、手腳抖動、嗅覺障礙、快速動眼睡眠行為障礙

因神經細胞中出現含有異常蛋白質的路易氏體而發病。症狀為非常真實的幻視（看見幻覺的現象），以及快速動眼睡眠行為障礙（睡眠中做出異常舉動的疾病）。狀況好與壞時的差距懸殊亦為其特徵之一。

忐忑期 01

喚詞困難

用「這個」、「那個」來表達，總是說不出具體的詞彙！

···本人是怎麼想的？···

雖然有努力回想卻想不出名稱

好懶得去查，對方應該會明白我的意思吧

↓

雖然描述得不清不楚，但既然想不起來也沒辦法

↓

總說「那個啦，就是那個！」

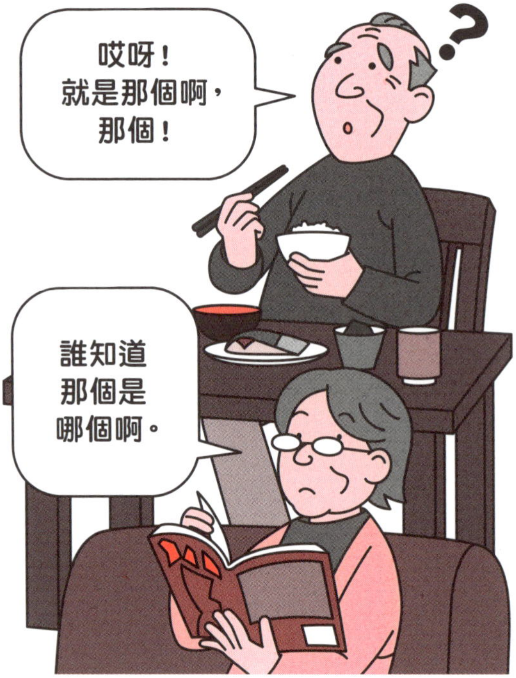

NG 認為每個人上了年紀都會這樣，所以可以不用在意，就這麼忽略不管

如果是一時健忘就不需要擔心。可是假如明顯變得比以前更不會表達，就必須要注意了。這種喚詞困難的狀況是失智症的代表性症狀，因此說不定會在忽略不管的期間發展出其他症狀。

這樣也NG

- 冷淡地回答「你連這麼簡單的事情也忘記了?」
- 心煩氣躁地說「夠了，不要說了」，單方面地切斷話題。

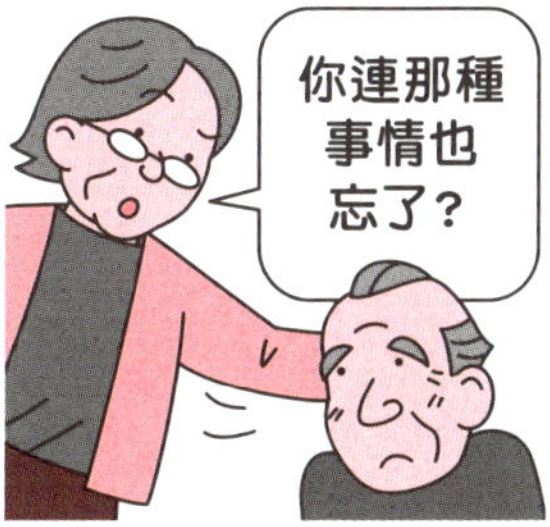

OK 詢問對方「你最近好像變得不太會說話？」並且提議找醫生諮詢

當總是說不出正確詞彙，經常使用指示代名詞等症狀頻頻發生，這時請務必找醫生諮詢。假如是失智症造成的喚詞困難，初期階段的症狀有可能可以透過藥物或復健獲得改善。另外，輕微腦中風也可能會造成喚詞困難。

這樣也OK

- 用「我有時也會說不出來，所以很能理解你的心情」、「你一定很焦急吧」這類的話安撫對方。
- 提議「如果是腦中風的前兆就麻煩了，還是去一趟醫院吧」。

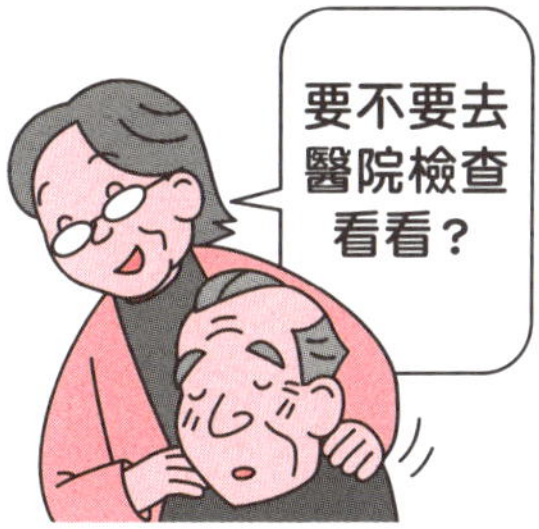

深入了解

若出現喚詞困難的症狀，要說服患者去醫院檢查

年紀大了會變得經常忘東忘西，這是很正常的事情。隨年齡增長產生的暫時健忘，幾乎只要有提示便都會自然而然地想起來。如果只是有時想不起來名人或歷史人物的名字，就不需要擔心。

但假如是失智症造成說不出詞彙的「喚詞困難」，由於這是腦部功能下降所致，因此光靠著提示也很難回想起來。

因為連對象人物的長相、屬性、角色也會完全忘記，所以日常生活中在進行對話時會感到很著急。

倘若置之不理，之後不僅會想不起來物品的名稱（失語），還會出現講話顛三倒四、無法理解聽見的內容等症狀，然後再來就會漸漸變得無法與人溝通。

不同種類的失智症，患者出現喚詞困難症狀的時期不盡相同。比方說，阿茲海默型失智症是在比較初期的階段就會出現這種症狀；但是，路易氏體型失智症卻多半是在病程的中期以後出現。

無論如何，由於失智症所引起的喚詞困難除了語言外，記憶力和判斷力也會同時衰退，

因此需要多加留意。

在掉以輕心地以為「既然這種情形很常見，那應該沒問題吧」的期間，有可能會陸陸續續出現失智症的其他症狀，這一點請大家務必謹記在心。

另外，在尋求醫生診斷時，巧妙地引導患者本人也很重要。如果用「你得了失智症，必須去醫院做檢查」這種話語命令對方，不僅會傷到本人的自尊心，還會引起反彈。請試著用「為了不要得到失智症，我們去一趟醫院吧」的說法溫柔勸說。

支援上的建議

失智症的喚詞困難是失語症最輕微的症狀

失語症是因腦部語言中樞受損所引起的一種語言障礙。發生原因多半是因為疾病（例如腦中風）或事故導致腦部損傷。這個失語症指的是失去「聽」、「說」、「讀」、「寫」等語言功能，因此存在著各式各樣的類型。

至於喚詞困難，則是出現在失智症初期的失語症症狀之一。失語症與喚詞困難並非不同的症狀，這一點請各位理解。

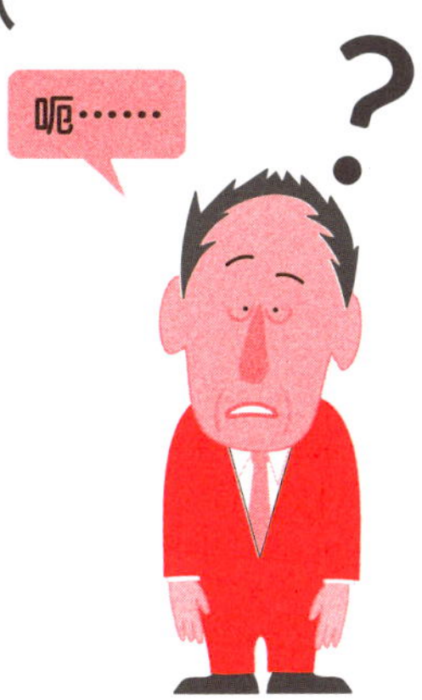

健忘期 02

近期記憶障礙

冰箱裡堆滿了「肉」！為什麼要買這麼多？

‧‧‧本人是怎麼想的？‧‧‧

女兒女婿要來家裡玩，我得去買牛肉才行

那就去超市購物吧！

↓

忘記上午已經買過，又再次購買

↓

幸好有買到肉！

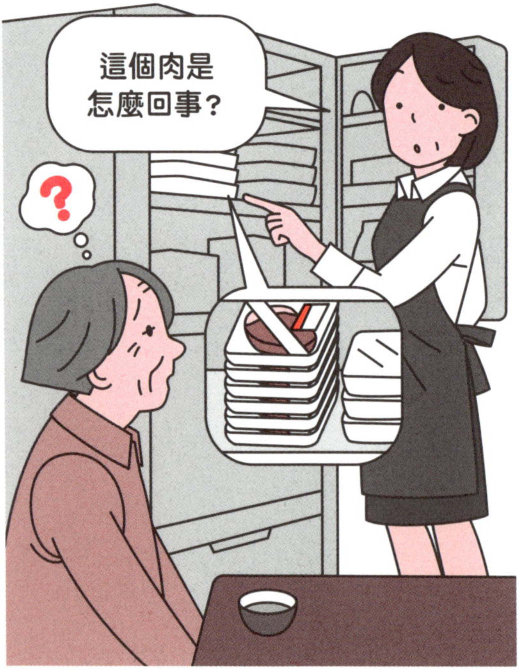

NG 大聲責備長輩「幹嘛買這麼多啦！」

不只是近期記憶障礙，有記憶障礙的人都會對「自己忘了的這件事情」沒有自覺。即便大聲責備或斥責，也只會讓對方內心充滿不安。有時他們還會因為不明白自己為何會被罵而產生混亂，這一點還請大家要特別留意。

這樣也NG

- 認定對方亂花錢，禁止對方購物。
- 「妳這樣子，爸爸很可憐耶」像這樣間接地責備對方。

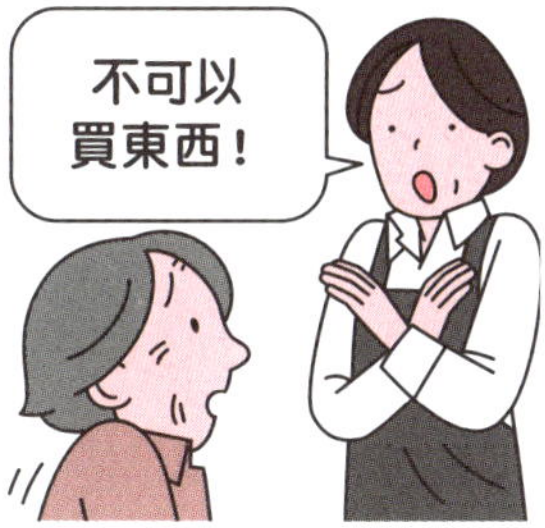

OK 跟對方說「你忘了對吧？」然後提議「不如照著清單購物吧。」

遺忘這件事也會讓患者本人受到打擊，所以要先面帶笑容使其安心，再提出預防對策。請提議出門前先查看冰箱並寫下清單，然後照著清單購買需要的物品。雖然也有可能本人會忘記有清單，不過還是能夠達到減少重蹈覆轍的效果。

這樣也OK

- 回家後在日曆上做記號（避免忘記已經買過了）。
- （家人或支援者）盡可能養成陪同外出的習慣。

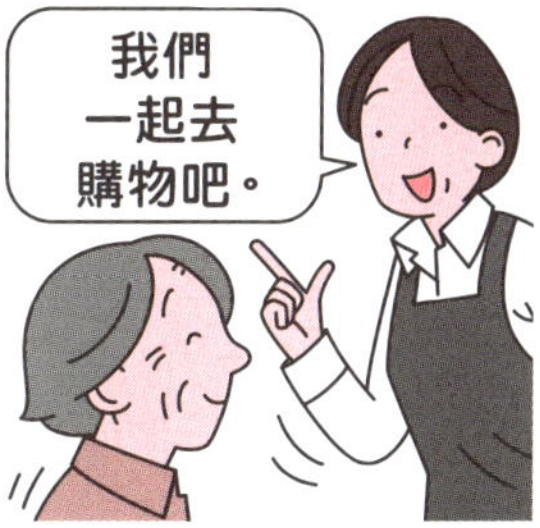

深入了解

冰箱裡都是相同食材或賞味期限已過的食物

健康的正常人即使在買完東西後專注於其他事情，也不會忘記「自己已經買過東西」。但是如果那個人有阿茲海默型失智症造成的記憶障礙，就會**遺忘一定範圍內之已經發生過的事情**。

這裡介紹的例子是忘記「已經買過東西」這件事本身，所以患者過一陣子又會心想「我得去買東西才行」然後再次外出。若是極端一點的情況，甚至有可能當天的上午、下午、傍晚都各去一次超市，並購買相同的物品。

這個時候，有可能出現問題的是親子之間的感情。尤其假使孩子（女兒或兒子）受過父母嚴格的管教，內心就會產生不願承認父母變得健忘的心情而予以嚴厲的斥責。

在與近期記憶障礙的患者相處時，**接受對方記不得了的事實**非常重要。請面帶笑容溫柔地接納對方，用能夠令對方安心的態度去對待他們。

另外，認定對方「反正一定會忘記」，於是就限制對方日常行動的做法也不好。**當他們失敗時請勿出言責怪，並且要在對方成功時給予讚美**。

舉例來說，假設拜託對方去買簡單的3樣東西（牛奶、清潔劑、啤酒），結果對方只買了啤酒回來，而忘了其他2樣，這時請不要為了忘記買東西這件事責怪對方，而要感謝對方幫忙買了啤酒回來。請勿逼問「牛奶和清潔劑呢？」而是要說「謝謝你。晚餐就用啤酒來乾杯吧。」

只要確實為成功的事情表達感謝，患者本人的心情就會平靜下來。

雖然目前尚未有任何方法能夠針對近期記憶障礙進行根本性的治療，不過家人能夠用「年紀大了會忘東忘西很正常」的正面心態接受非常重要。

支援上的建議　由於能夠進行日常對話，因此有可能會延遲發現

近期記憶障礙是阿茲海默型失智症在初期時的顯著症狀。由於近期記憶障礙的「近期記憶」是指幾分鐘到幾週的記憶，因此不會像短期記憶障礙（參考76頁）一樣無法進行對話，周圍其他人也就會不容易察覺患者的症狀。

阿茲海默型失智症可以透過藥物治療或非藥物治療延緩病程發展，所以要是覺得有哪裡不對勁，請及早向醫院或地域包括支援中心諮詢。

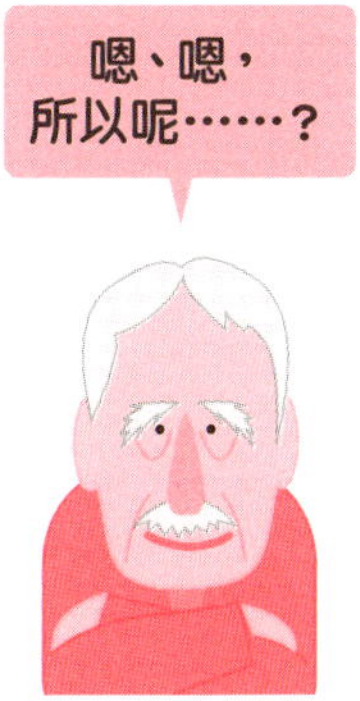

忐忑期 03

認知功能低下

父親遭到電話詐騙了，家人應該怎麼辦才好？

···本人是怎麼想的？···

對方說我「忘了繳錢」，於是我就相信了

接到電話通知，
說我有一筆款項沒有繳納

↓

雖然不太確定是不是真的，
但應該是我忘了吧

↓

快點付錢，以求心安

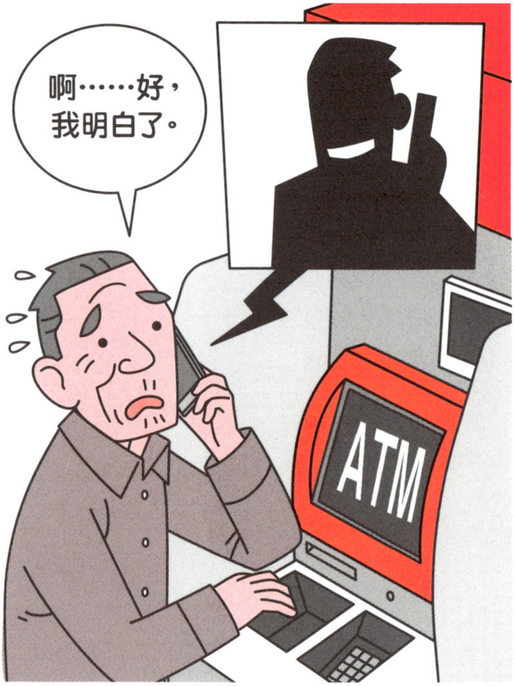

NG 以強烈的語氣責備對方「你怎麼會受騙上當啦！」

以電話詐騙、匯款詐騙為代表的詐騙手法日新月異，因此就算為了受騙上當的事實責怪對方也沒有用。由於被騙的本人已經受到很大的打擊，請不要再做出會令對方更加難過的言行。

這樣也NG

- 拿走存摺，不讓對方管理金錢。
- 一而再，再而三地拿曾經受騙的事情為例指責對方。

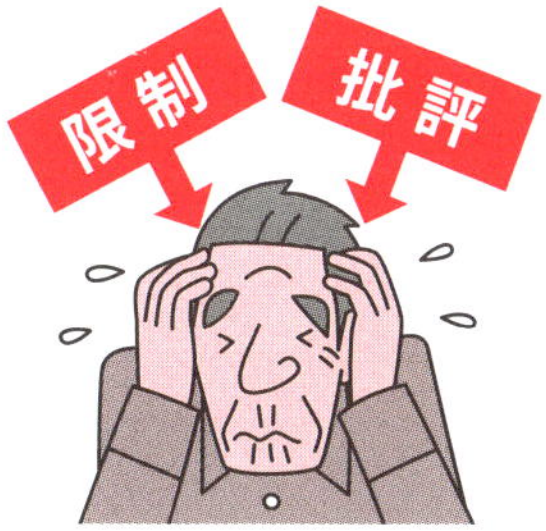

OK 告訴對方「別擔心，有我陪著你」使其安心

自覺認知功能低下的人，會對自己的記憶力和判斷力產生不安的情緒。由於電話詐騙是利用這類認知功能低下所進行的犯罪，所以被害者會覺得「我果然很沒用」。為了一掃內心的不安感，請告訴對方自己會從旁給予支持。

這樣也OK

- 開口告訴對方「我會幫助你下次不要再上當的」。
- 拜託對方「要是覺得哪裡怪怪的就先聯絡我」。

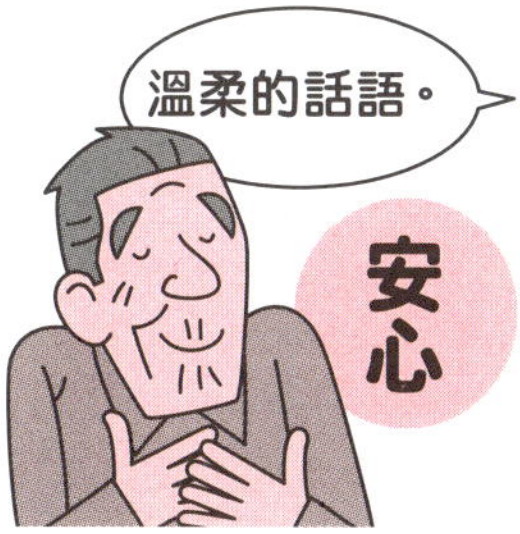

深入了解

家人要與患者密切聯繫！受害時別忘了給予支持

電話詐騙犯是會專門以認知功能隨年齡增長而衰退的高齡者為下手目標。因為即使長輩沒有失智症，以下的功能也會隨著年齡增長而逐漸退化。

- 記憶力下降。
- 判斷力下降。
- 情緒不穩定。
- 對自己不太有自信。

由於實際上確實有許多失智症患者遭到詐騙，因此不只是本人，家屬也必須事先想好預防對策。

有鑑於詐騙手法日新月異，建議各位最好要有很難識破手法的想法。除了特別留意電話及登門推銷、銀行帳戶的管理，有可以輕鬆商量的對象也能發揮防範效果。即便沒有與家人同住，也請告訴對方「有事記得聯絡我」，並且頻繁地打電話與彼此聯繫。

假使家中的長輩真的不幸成為詐騙被害人了，也請巧妙地給予支持，不要讓患者本人感到自責。切勿說出「真沒用」、「拜託振作一點」之類的怪罪話語，而是要**用以下的表現方式安撫對方**。

- 被罪犯盯上真是辛苦你了。
- 嚇到了吧。不過現在已經沒事了。
- 這不是爸爸（媽媽）的錯。

平常愈是會宣稱「我沒問題」的人，其實愈容易受到沉重打擊而失去自信。因為也有可能**因為遭到詐騙，而深陷不安、焦躁、失落等負面情緒中**，所以需要身旁親友多多給予關懷。請在對方恢復精神、能夠積極生活之前耐心守護。

支援上的建議　假使被詐騙了，請借助警方或自治團體的力量

當被詐騙時，請務必通報警方。在日本的警視廳官方網站上，有公布各都道府縣警方的被害諮詢窗口。另外，設置於全日本各地的被害者支援中心，則有實施讓同樣受害的人們分享經驗的研習會和輔導服務。（台灣則可洽詢165反詐騙諮詢專線。）

得知不是只有自己一人受害，有時可以減輕心理上的負擔。不要想著只憑自己人解決問題，建議可以向警方或自治團體尋求支援。

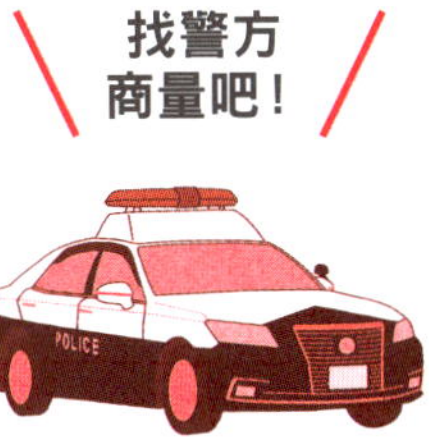

■ **台灣內政部警政署165全民防騙網**
https://165.npa.gov.tw

忘忘期

04

認知功能低下

一直被勸告繳回駕照的父親，開車撞上電線杆了！

・・・本人是怎麼想的？・・・

對於自己的能力信心滿滿

被家人指謫
「爸爸開車好危險」

↓

少瞧不起我！
我還可以正常開車

↓

撞壞車子了！

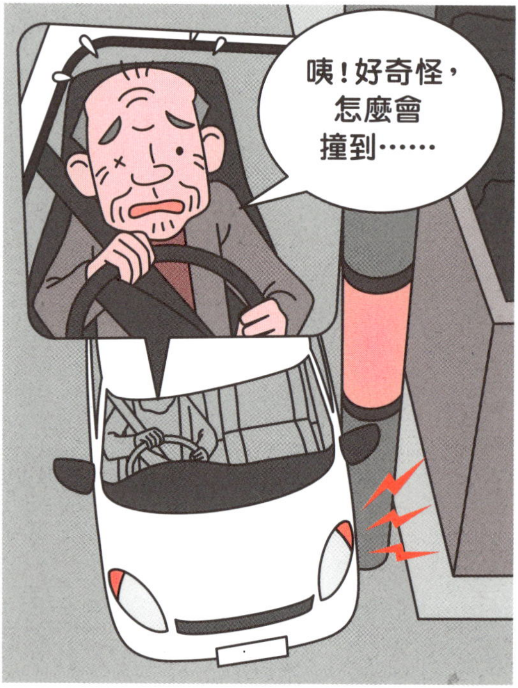

NG 生氣地說「我就跟你說吧！」拜託對方「求你別再開車了」

隨著認知功能下降，判斷力、注意力、空間認知能力等，這些開車時所需要的能力都會衰退。可是，患者本人多半都對於自己的衰退沒有自覺。因為深信自己「還可以」，即便家人或親近的人開口相勸，也無法阻止他繼續開車。

這樣也NG

- 直接拿走車子的鑰匙以及駕照，讓對方無法開車。
- 不和本人商量，家人擅自把車賣掉。

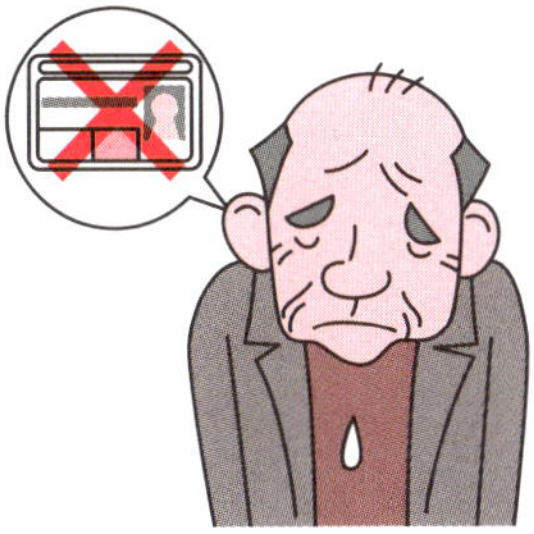

OK 以「雖然我覺得你沒問題」作為開場白，再提議「但要不要找醫生商量看看？」

避免傷及本人自尊的同時，提議找醫生商量看看。就算是不肯接受家人意見的人，說不定也會願意聽從第三方（醫生）的意見。請不要強制對方繳回駕照，而是朝著讓本人自主繳回的方向努力吧。

這樣也OK

- 仔細說明遭遇重大事故的可能性。
- 家人坐在副駕駛座上，冷靜地觀察開車的情況。

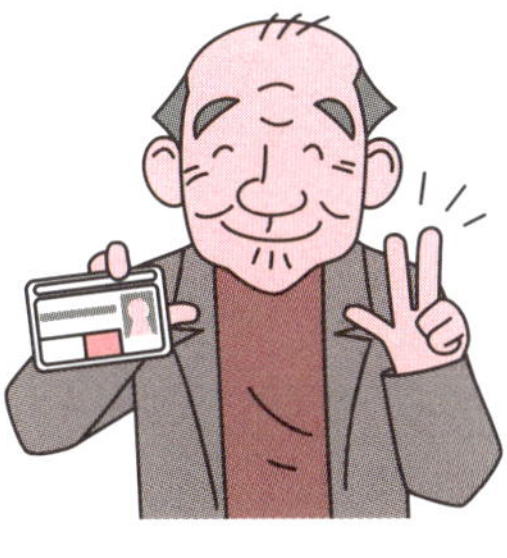

深入了解

讓患者接受醫生的診斷，創造自主繳回駕照的環境

假使視力或反射神經等隨著年齡增長而衰退，高齡者的開車技術就會變差。不僅如此，記憶力、判斷力、注意力、空間認知能力等等的認知功能一旦下降，發生交通事故的風險便會跟著提高。

可是，即便本人有感覺到自己的駕駛能力變差了，也很少有人會坦然地承認。尤其如果被家人指摘「技術變差了」、「好危險」，很多人都會感覺自己被貼上「不會開車＝沒用的老人」的標籤。

因此，在勸告對方繳回駕照時，請記得要顧及本人的自尊。

現在日本政府有規定，75歲以上的駕駛在更新駕照時必須接受認知功能檢查。如果駕駛被檢查出有罹患失智症的疑慮（認知功能檢查第1分類），就必須要提出醫生所開立的診斷書才行。

另外日本的道路交通法規定，倘若罹患有可能對行車安全造成影響的疾病（包括失智症在內），則可要求註銷或停止駕照。

有罹患失智症疑慮的高齡者因為引發交通事故的風險很高，再繼續讓他開車實在是非常

危險的事情。

即使本人尚未達到75歲，只要家人覺得「好危險」，就請及早向醫生諮詢。

有了醫生的診斷之後，患者本人就會比較願意接受不適合駕駛汽車的事實。接著再透過舉出失智症駕駛引發交通事故的案例，誘導對方自主繳回駕照。

另外，說明持有駕照的責任也是一個好方法。只要有在開車，就有可能被捲入事故當中，而那個時候，通報警方或叫救護車也是駕駛的責任。建議可以詳細說明這一點，讓對方同意繳回。

支援上的建議

75歲以上駕駛所接受的認知功能檢查是什麼？

日本以75歲以上的人為對象實施之認知功能檢查，其內容主要是檢測記憶力和判斷力。測驗項目有「圖片記憶」及「時間定向感」這2項。

「圖片記憶」的目的是測試記憶力，記住一定數量的圖片之後回答無關的問題，接著再回想先前看過的圖片。至於「時間定向感」則是和時間感有關的測驗，要在試卷上寫出接受檢查時的年月日、星期幾、時間等。

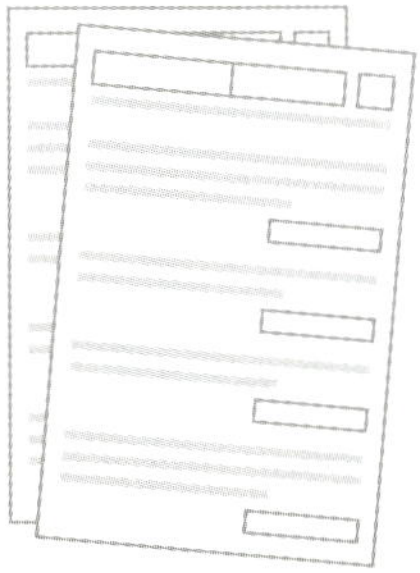

健忘期

05

執行功能障礙

母親每天都用市售便當解決三餐，問她卻說「因為很麻煩」的理由是什麼？

・・・本人是怎麼想的？・・・

下廚好麻煩！反正只有我就隨便解決吧

因為廚藝變差，
所以想盡可能避免下廚

↓

既然今天也是自己用餐，
那吃便當就好了

↓

不用自己煮樂得輕鬆

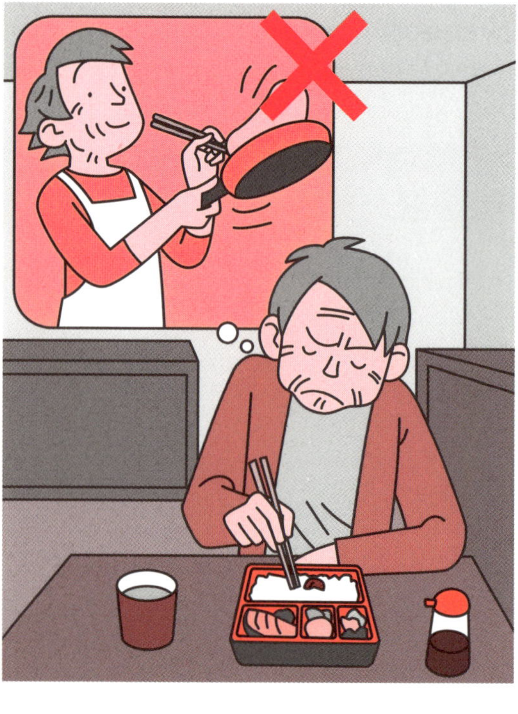

NG 回老家時責備對方「要好好做飯啊！」

廚藝會因為罹患失智症而變差，是因為執行功能障礙或嗅覺下降所導致。由於這是一種難以採取計畫性行為的症狀，因此會變得無法進行像下廚這樣重視步驟和程序的作業。要知道此時即便責備對方也無法恢復原本的廚藝。

這樣也NG

- 若是同住，就由家人幫忙做飯（不讓對方下廚）。
- 為了不讓對方下廚而使用外送服務。

OK 一起去採買之後，親子一邊討論一邊下廚

假使對方因罹患失智症而搞不清楚烹調的順序，那就陪他一起下廚吧。例如「我來切菜，媽媽妳去熬高湯」，只要像這樣具體地分配工作，即便搞不清楚烹調的順序也能夠分攤作業。如果不讓患者下廚，症狀反而會更加惡化。

這樣也OK

- 若是同住，可以將味噌湯、滷菜等交給對方負責。
- 由家人定期準備食材，並教導對方簡單的料理方式。

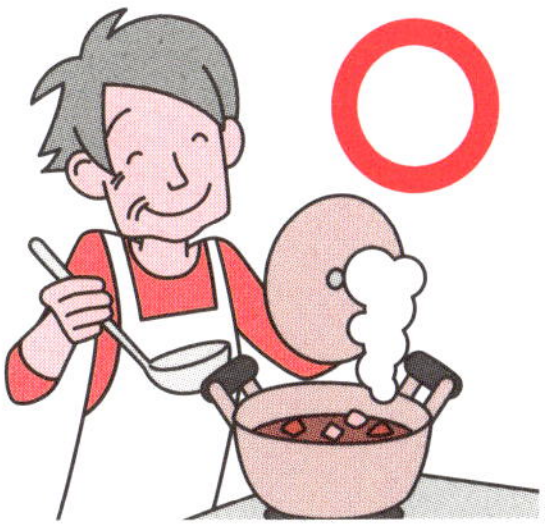

深入了解

假使無法按照步驟烹調，就要懷疑有執行功能障礙

執行功能障礙是失智症的核心症狀之一，病情的程度一旦加重，患者就會變得無法拆解烹調的步驟以及組合工序，**以致於沒辦法按部就班順利下廚**。而這種症狀一般常見於阿茲海默型失智症。

人們在採取某種行動時，會無意識地反覆進行設定目標、擬訂計畫、執行計畫、摸索行動等程序。由於下廚的程序相對簡單易懂，因此旁人很輕易就能從煮飯做菜的過程中察覺是否罹患失智症。

具體而言會出現以下徵兆。

- 料理的味道變差。
- 料理的調味改變（口味變重）。
- 菜色變單調（重複相同菜色）。

尤其阿茲海默型失智症和路易氏體型失智症的嗅覺功能多半會下降，因而導致料理的口味變得濃重。

另外，獨居的高齡者中，有人會每餐都用熟食或便當簡單解決。雖有的人自認「只要我有心，下廚根本難不倒我」，但真是如此嗎？

事實上，有些情況只是本人這麼以為，但其實已經沒有下廚的能力了。

假使家人沒有與長輩同住，建議可以抽空一起下廚，確認看看對方的廚藝和以前相比是否變差了。

一般認為獨自用餐久了，得到失智症的風險會提高。不僅如此，飲食的內容也會變得單調且分量不足，導致陷入營養不良的狀態，身體也就因此變得更加衰弱。

為了防止高齡者獨自用餐，也可以考慮接受地區的支援。一方面為了預防失智症，在外尋找可以享受用餐樂趣的場所，以及製造與他人共餐的機會非常重要。

支援上的建議　全家人共同努力，不要讓高齡者「總是獨自用餐」

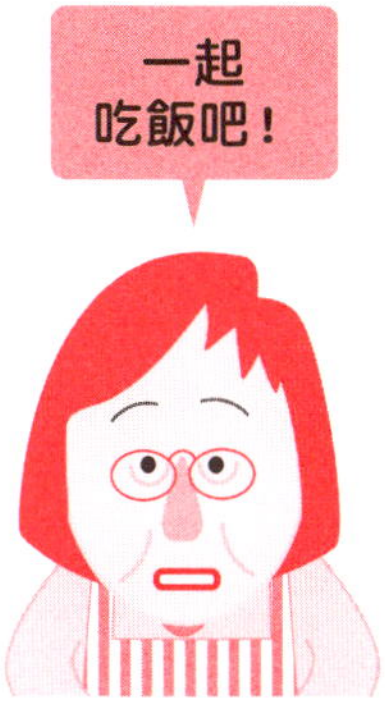

獨居老人獨自用餐，有可能造成老是吃相同食物的「飲食單調」、營養不均衡所引起的「營養失調」，以及失去用餐樂趣所導致的「食慾不振」等問題。

有一說認為，高齡者獨自用餐不只容易會有失智症，甚至還會引發憂鬱症。假使因為家庭因素導致難以同住，也要偶爾前去探望並一起下廚，或是多多邀請對方到自家和大家一起用餐。

忐忑期 06

老年性重聽

叫他好幾次都不回答！以前明明很愛說話，現在到底怎麼了？

···本人是怎麼想的？···

很難聽見細小的聲音，難道是重聽？

有時會聽不見
別人跟自己說話

↓

雖然希望對方大聲一點，
但又不想讓人知道自己聽不見

↓

說話好麻煩

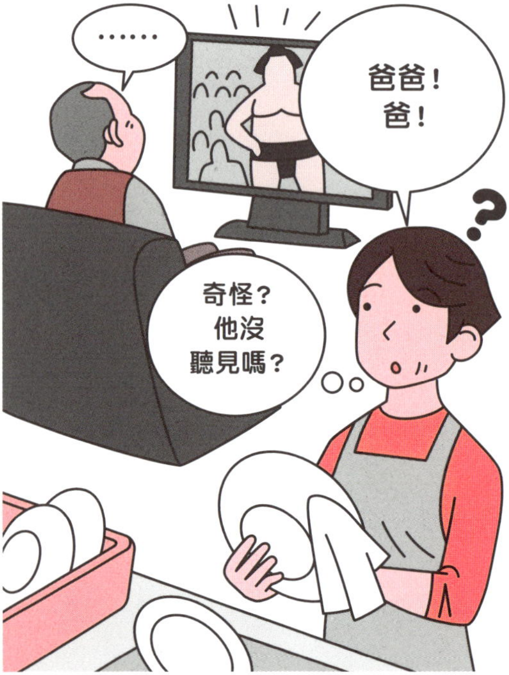

NG 不耐煩地說「你沒聽見啊？」然後大聲地再說一次

如果是年齡增長造成的老年性重聽，那麼即便周遭的家人大聲說話也無法解決問題。儘管如此，但因為會時而聽見、時而聽不見，所以無論本人還是周圍的人心裡都會產生壓力。導致雙方會因為嫌對話麻煩而避免交流。

這樣也NG

- 以麻煩、沒時間為由放棄對話。
- 認為「年紀大了會重聽很正常」就這麼放著不管。

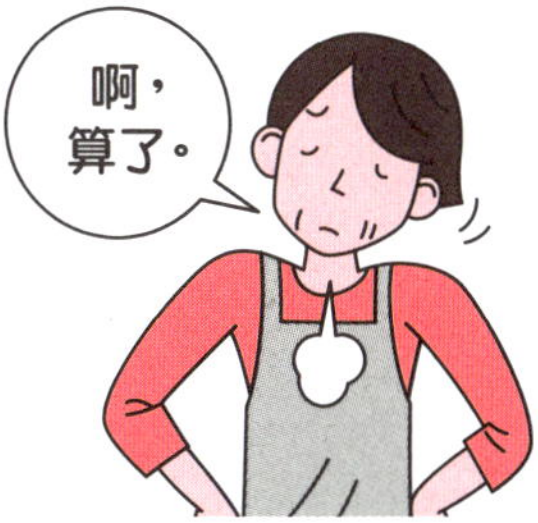

OK 以「最近的助聽器不會很顯眼喔」、「去找人諮詢看看吧」等說法溫柔勸導

老年性重聽若置之不理，得到失智症的風險會升高。最好的應對方式就是使用助聽器來改善聽力。請說服患者，及早向耳鼻喉科醫生諮詢。只要能夠聽見聲音，就能像以前一樣熱絡地交談了。

這樣也OK

- 先去索取助聽器的目錄，再試著和本人商量看看。
- 鼓勵對方「只是重聽而已，不是什麼大問題」。

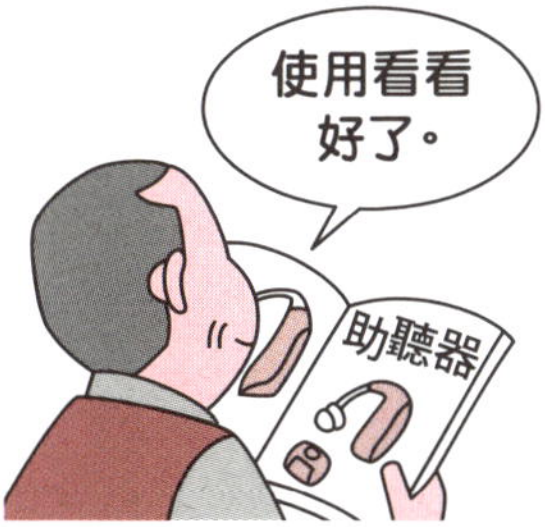

深入了解

光是使用助聽器便能減輕失智症的風險

隨年齡增長產生的重聽稱為「老年性重聽」。這是因為年紀大了之後，感知、擴大聲音的功能會逐漸衰退。

聽力一旦因老年性重聽而下降，就會變得很難聽見對方的聲音和說話內容。因為聽不太清楚，於是會嫌對話麻煩而沉默不語。

周圍的人也會因為必須大聲說話或重複說話內容，漸漸放棄和患者交談，導致患者在社會上遭到孤立。

同時，也會明顯出現聽不見電視上播報的新聞、無法理解電視劇內容等現象。

另外，患者本人感覺到重聽對周遭其他人造成了負擔之後，會變得避免和鄰居往來，或是減少外出。而這一點，很有可能會帶來不安、焦躁、憂鬱的情緒，甚至加重認知功能下降的程度。

因此，建議不要認為「年紀大了會重聽很正常」就這麼放著不管，而要及早向專業醫生諮詢。

家人或支援者一旦做出「耳朵好像聽不見」的判斷，首先請提議至耳鼻喉科接受聽力檢查。如果是高齡者，重聽有時也有可能只是

「耳垢」所造成。

倘若檢查結果確定是老年性重聽，那麼最好考慮配戴助聽器。

由於難以聽見聲音的狀態持續久了，腦部就會習慣那種狀態，因此雖然可能需要一段時間才能習慣配戴助聽器，但是適應之後就能舒適自在地生活。

最近的研究報告指出，老年性重聽會提高失智症的風險。換言之，及早使用助聽器有可能可以預防失智症。

支援上的建議　老年性重聽適用的助聽器是何種類型？

助聽器可以有效解決老年性重聽的問題。最近的助聽器都有具備降低周遭雜音、調整音質等等的功能。

助聽器有放入耳朵裡面使用的耳內型、比耳內型更小的耳道型、用外接的麥克風接收他人聲音的遙控麥克風型等種類。適合哪種類型會依耳朵的形狀、症狀而異，因此請向專業醫生諮詢。也有些人適合配戴特別訂製的助聽器。

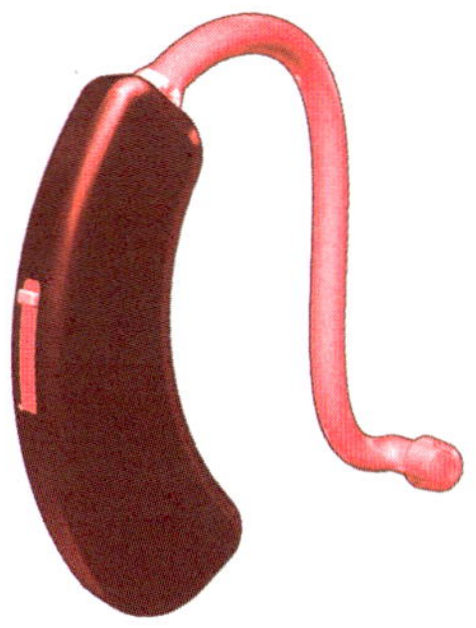

相關知識 01

明明忘了卻假裝沒忘！失智症初期的「掩飾反應」是什麼？

如果問有可能已罹患失智症的人「今天是幾月幾號？」，有的人會回答「你突然這麼問，我很難回答耶」、「我今天早上沒看報紙，所以……」。

像這樣不坦白承認自己想不起來，而用各種理由敷衍的反應稱為「掩飾反應」。

另外，如果再進一步問他「家裡是誰負責煮飯？」（其實明明已經把煮飯的工作交給女兒），有些人也會撒謊表示「我每天都會做飯」。這種情況則稱為「虛談」。

掩飾反應與虛談這2種現象，經常會出現

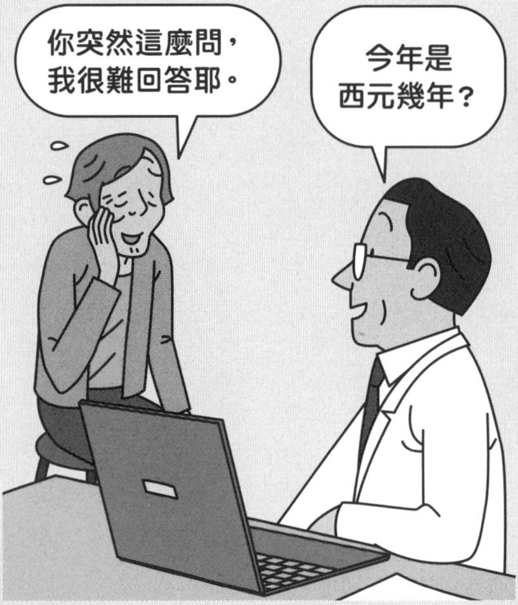

在有記憶障礙，尤其是阿茲海默型失智症初期的人身上。不只是想不起來，還會當場含糊其辭，或是說出與事實完全不同的話。

這個掩飾反應最大的問題點在於，會導致周圍的家人延遲發現症狀。因為相信患者本人的話，結果晚了好幾步才發現罹患失智症。

以下舉出其他的具體事例。

70多歲的老爺爺散步回家後，發現已經洗好的衣服還是堆在籃子裡，於是便問同年代的老奶奶「為什麼不晾起來？」

結果，老奶奶解釋「A（媳婦）說我出去陽台很危險，所以要我交給她就好」。

這句話聽起來相當合理，可是實際向A確認之後，A卻否認「我沒有那麼說」。

其實，這個時候老奶奶完全忘了自己有洗衣服。

她雖然在老爺爺提醒後赫然想起，但是因為不想被人知道自己忘了，於是當場急忙隨便找個理由敷衍過去。

除此之外還有以下幾種掩飾反應。

問題「今天是星期幾？（正確答案是星期二）」

本人「星期天。因為對老人家來說，每天都是星期天。」

問題「明天是投票日對吧？」

本人「是嗎？我今天還沒看報紙所以不知道。」

問題「（因為對方說自己是巨人隊的球迷）巨人隊的總教練是誰？」

本人「呃，我這一季沒什麼在看棒球，所以……。」

失智症初期的掩飾反應之特徵，是不會明確地說「不知道」、「我忘了」。

這種掩飾反應若是頻繁地發生，周圍的家人也會因此感受到壓力。由於患者本人的理解能力以及判斷力並沒有很大的問題，說起話來也有條有理，因此家人會覺得「對方在轉移話題」、「自己被敷衍了」；對於虛談，也有可能會產生「被騙了」、「老是在撒謊」的不信任感。

其實患者本人並沒有惡意，也不想讓任何人感到困擾或惹別人生氣。儘管自己也隱約有所察覺，但還是不想承認自己得了失智症，想要在家人親友面前保有自尊，於是才會做出這樣的行為。

因此，主動察覺患者的心情比什麼都來得重要。請不要用強硬的口吻指出矛盾之處，或是因為對方說謊而予以譴責。

另一方面，也會建議家人不要過度協助患者。當患者正在說話時，假使對方拋出「你知道的，就是那個，那個啊」像這樣的詞彙向自己求助，這時察覺狀況的家人若是幫忙回答，便會不容易發現喚詞困難（說不出專有名詞的症狀）的現象。

還有，「掩飾反應」是所有被稱為「健忘」的症狀都會出現的反應。

像是變得經常忘東忘西的記憶障礙、忘記烹調步驟的執行功能障礙、經常忘記關水龍頭或關燈的各種注意力障礙等等，都有可能會出現掩飾反應。

向醫生諮詢時，請盡量具體說明平時經常出現何種健忘的情形。

失智症只要及早接受治療，就能預防病程發展並改善症狀。

身旁的家人請冷靜地面對掩飾反應，協助患者早期發現疾病的產生。

Column
重點解析

事先調查失智症日照中心的利用條件

日照中心收容的對象，是經認定為需要照護（需要支援）的人。中心會對收容的高齡者進行功能訓練，使其即便處於需要照護的狀態，也能盡可能做到在自家獨立生活，另外也會協助長者用餐以及入浴。

有時也會提供娛樂活動或散步、閒逛的場所。

在日本若要利用一般的日照中心，需要向市區町村公所或地域包括支援中心申請需要照護的認定。申請之後，大約一個月後會收到記載認定結果的照護保險證。

就算認定結果不是「需要照護」而是「需要支援」，也可以利用當地的日照中心，不過由於有些自治團體會有利用次數的限制，因此包括利用條件在內最好能事先確認清楚。

另外，假使失智症的症狀持續加重，也可以選擇專門照顧失智症患者的失智症日照中心（失智型日照中心）。

在失智症日照中心裡，會針對日常生活中必要的動作予以支援，協助患者能夠獨立生活。同時，也會進行消除高齡者的社交孤立感的活動。

在日本要利用失智症日照中心須符合以下條件。

- **經認定為「需要照護」或是「需要支援」。**
- **經醫師診斷罹患失智症。**
- **居住在事業所所在的市區町村。**

還有，失智症日照中心所提供的每種服務內容都有一定的人數上限，所以必須特別留意。建議可以先提前收集資料。

第3章

不安期

大家都心有戚戚焉！失智症的常見狀況

一旦因失智症而造成認知功能
（正確理解、判斷事物並執行的功能）下降，
日常生活就會出現令人困擾的狀況。
以下針對許多人常見的核心症狀進行解說。

任誰都會出現的失智症核心症狀具體而言是什麼？

失智症的症狀主要分為**核心症狀與行為心理症狀（BPSD）**。核心症狀是隨著認知功能下降，任誰都會產生的共通症狀。另一方面，行為心理症狀則是在核心症狀之外，再加上環境、身體、心理等因素所產生的周邊症狀。

以下將詳細探討失智症的核心症狀。

❶ 記憶障礙

隨著年齡增長、記憶力下降，任誰都難免會變得「健忘」，但如果是阿茲海默型失智症的核心症狀，患者就會出現程度遠遠超過健忘程度的**近期記憶（幾分鐘前到幾週前的記憶）障礙**。

具體而言，就是會忘記幾個小時前吃過飯，或是忘記昨天有去購物等等。另外，因為會忘記不久前才剛交談過，所以會反覆詢問相同的問題。

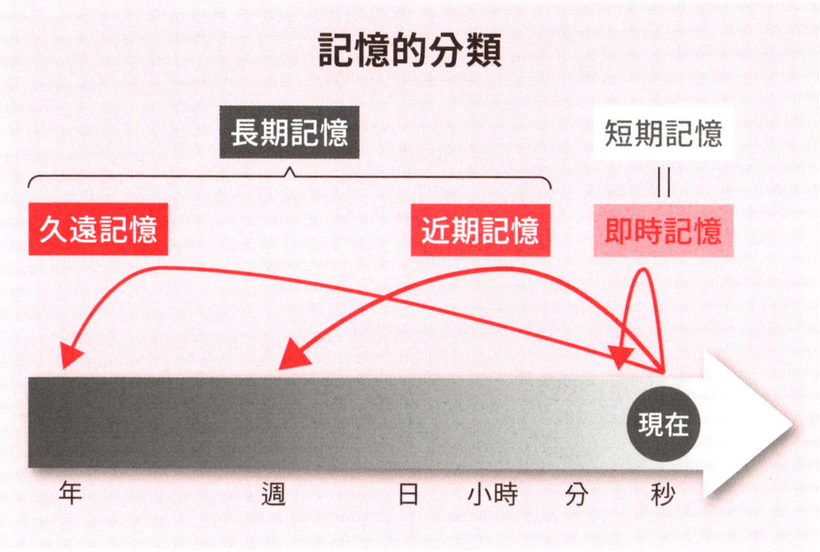

至於比近期記憶離當下更近的**即時記憶**，則是被保存在腦部名為工作記憶的領域中、稍微之前的記憶。比方說在進行心算時，就會使用這個即時記憶記住整個過程。

阿茲海默型失智症的病況若再稍微加重，連這個即時記憶都會出現障礙。

然而同樣是阿茲海默型失智症的患者，卻有許多人相較之下，能夠維持幾年前或幾十年前的過往記憶（久遠記憶）。

尤其能夠良好保存和年輕時自己努力過的事情，或經歷過的辛苦有關之記憶。

❷ 定向感障礙

所謂定向感，是正確理解時間、地點、人物等狀況的能力，而一旦出現定向感障礙，這類資訊就會變得不確實。

失智症患者多半會在初期變得分不清時間或

季節，接著是地點，再來則會在人物方面出現定向感障礙。另外，定向感障礙會讓人處於無法更新資訊的狀態，因此患者即便說得出自己的出生年月日，也會無法說出自己當下（需要一直更新）的年齡。

❸ 喚詞困難

此為常見於阿茲海默型失智症的核心症狀，是一種無法把自己想說的話順利地說出口的狀態。

由於不管怎樣都想不起應該很熟悉的人名或專有名詞，因此患者本人也會覺得很焦急。這個喚詞困難是失語症（語言障礙）的一種，需要和一般的健忘分開思考。

❹ 執行功能障礙

此為常見於阿茲海默型失智症的症狀，主要是前額葉的功能低下所引起。人們一般會無意識地設定目標、擬訂計畫、執行計畫，但是當執行功能出現障礙的話，便會**無法順利完成這個程序**。

具體而言，像是無法順利下廚、無法操作遙控器或計時器、不會使用自動販賣機或ＡＴＭ、無法一次買完好幾樣東西等等，症狀會顯現在諸如此類的情境上。

❺ 地形迷失

這是一種因為**迷失方向**而找不到路的症狀。

一般來說，分為無法正確辨識熟悉地點的**地標失認**、知道目標物但不曉得該往哪個方向前進的**路徑遺忘**。

另外，迷路還有一個原因就是出現半側忽略（無法感知單側，尤其是左側的空間）的症狀。再來也有可能是因為記憶障礙導致想不起來路徑或目的地，或是因為注意力障礙導致錯過目標物等等。

❻ 視覺空間認知障礙

意指視力沒有問題，但是卻失去辨識、找到人或物品的能力。這種症狀容易發生在腦部右側出現障礙的情況下，也被稱為**半側忽略**。

另外，也會有無法將物品整齊排列或堆疊、名為**建構性失用症**的症狀，這種症狀出現之後，會變得無法堆積木和玩拼圖。

不要拿過去的樣子來斥責對方，而要給予現在的模樣支持與鼓勵

失智症這種疾病，**會讓人做不到以前能夠做到的事情**，並不是患者本人依自己的意志故意演出來的。

儘管理智上很清楚這一點，然而當自己的父母真的得了失智症，家人還是會**受到不小的打擊**。見到過去威風的父親、令人尊敬的母親做出以前所無法想像的行為，真的會讓人難以坦然接受。

隨著失智症的症狀加重，患者的行為舉止會變得愈來愈不講理，家屬也會因為無法接受現實而開始煩躁發怒。既然是親生孩子，會回想父母從前的模樣，為「從前那個威嚴的父親」、「從前那個優雅的母親」心生感嘆，也是理所當然的事情。

這種時候，請試著想像患者本人內心的感受。

如果是處於失智症的初期，患者本人也會覺得「怪怪的」，同時在內心也會產生「我到底是怎麼了？」的不安。這種時候，如果自己劈頭就被家人責罵，試著心想應該會覺得很氣憤才對。

對於家人好意給出的意見，患者會產生「被瞧不起了」、「被罵了」之類的**負面情緒**，並且記在心裡。

尤其從前社會地位高的人或身為家庭中心的人如果挨罵，自尊心更是會因此受損。如果老是被罵，患者會覺得「我真沒用」、「活著也沒意思」，然後有可能因此拒絕和社會產生連結。另外，家人的否定態度也可能會使其喪失自信，變得無精打采。

對自己失去自信這件事會使得活動力下降，進而提高失智症加重的風險。一旦進入「**行動↓失敗↓挨罵↓不行動↓認知功能下降**」的進程中就會非常危險。

負責支援照護的家屬請接納患者的病況，並且記得給予患者肯定。光是不要責備做不到的事情，只對做得到的事情予以讚美，患者的心情便會產生變化。

非常重要的一點是，不要想著讓父母回到從前的模樣，而要盡可能給予支持鼓勵，使其**停留在還能做到許多事情的現在這個狀態**。請把能夠和失智家人**長久同住**當成目標。

不安期 01

失算

購物時總是用大鈔付款，明明錢包有很多零錢，這是為什麼呢？

•••本人是怎麼想的？•••

最近變得無法馬上進行簡單的算術

不想讓別人知道
自己不會心算

↓

只要拿出大鈔（一萬日圓鈔票），
對方就會幫忙找錢

↓

因為嫌麻煩，乾脆就交給對方

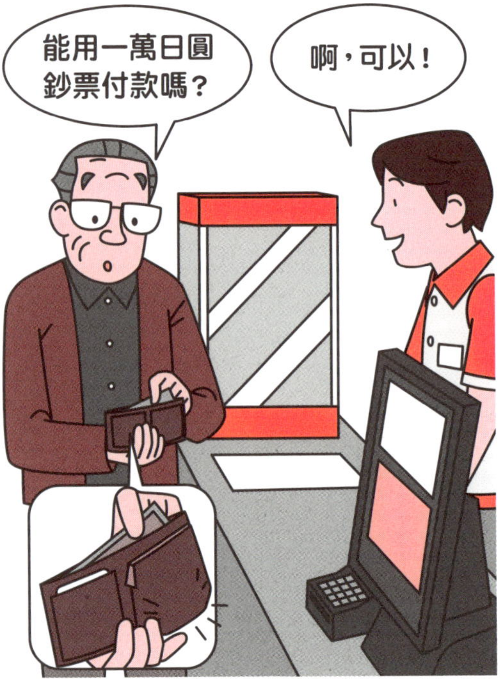

NG 當場詢問「你是不是不會算術了？」

無法在日常生活中進行簡單算術的「失算」，是失智症的核心症狀之一。由於患者會隱約察覺到自己的計算能力下降了，因此不可以在人前這種會丟臉的時候詢問，這樣有可能會傷到本人的自尊心。

這樣也NG

- 說「沒辦法把錢交給你管」就直接把錢包收走。
- 說「連這麼簡單的算術都不會，真令人失望」這種話瞧不起對方。

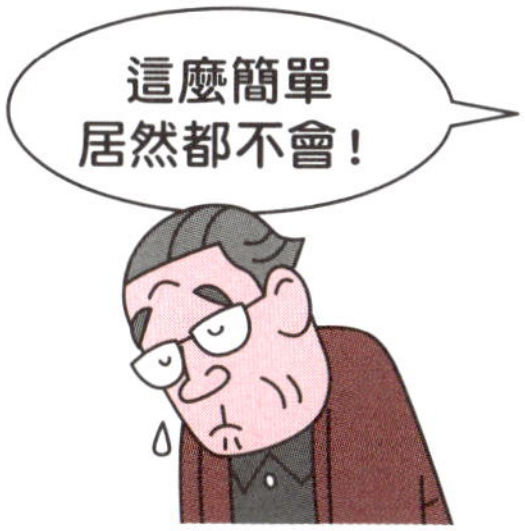

OK 選擇沒有其他人的地點詢問「是不是嫌算術很麻煩？」

假使有失算的可能性，這時也請務必顧及患者本人的自尊心，不要問「你不會算術嗎？」而要用「是不是嫌算術很麻煩？」這種隱晦的方式詢問。如果患者本人有自覺，就鼓勵對方「沒事的」，並且提議向醫生諮詢。

這樣也OK

- 使其學會使用電子票證，這樣就不必在結帳櫃台前心算了。
- 為了鍛鍊大腦的工作記憶，提議多做一些練習題或玩拼圖。

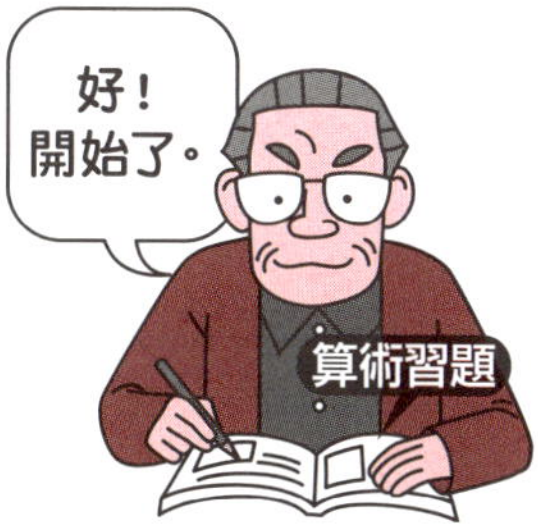

深入了解

為了訓練計算能力，要在日常生活中增加算術的機會

計算能力是使用數字計算的能力。除了解開算術問題外，日常生活中購物、思考如何分配時間時也會用到這個計算能力。

這裡所介紹的「失算」是計算能力衰退的症狀，**被視為是失智症的一種核心症狀**。

在人體之中掌管計算能力的是腦部中名為「前額葉」的部位。前額葉同時也是和判斷力、執行力（依序執行事物的能力）有關的一個重要部位。

假如失智症造成前額葉的功能衰退，導致出現失算的症狀，就會對日常生活也帶來影響。當結帳時店員說「一共是1720日圓」，會無法將1720日圓拆解成「1張千圓鈔票＋1枚五百圓硬幣＋2枚一百圓硬幣＋2枚十圓硬幣」。

另外，及時區分紙鈔和硬幣種類的能力也會下降。

以下介紹預防失算的簡單訓練方式。

- 反覆解開小學算術（加法、減法）等簡單的練習題。
- 自己先計算並且準備好剛剛好的金額再

去結帳。

- 記住散步途中看見的車牌號碼，然後用心算將數字加起來。

另一方面，讓患者學會使用電子票證也是一個方法。只要轉換成不需要在結帳櫃台前算錢的電子支付方式就好。

最不理想的應對方式，是家人「不讓患者管錢」。不讓患者獨自購物雖然可以省去計算的麻煩，包括失智症在內的失智症症狀卻都會更加惡化。

支援上的建議　何謂鼓勵享受購物的「慢購物」？

現在有一種以失智症患者為對象實行的概念名為「慢購物」。這是一項由志工協助失智者，一起慢慢享受購物樂趣的嘗試。

這項嘗試是由日本岩手縣瀧澤市的「紺野神經內科、腦神經外科診所」的紺野敏昭醫師首次提出，並且獲得日本東北地區的連鎖超市MAIYA的協助，於2019年開始施行。目前同樣的概念已經以不同的形式在全日本各地實施。

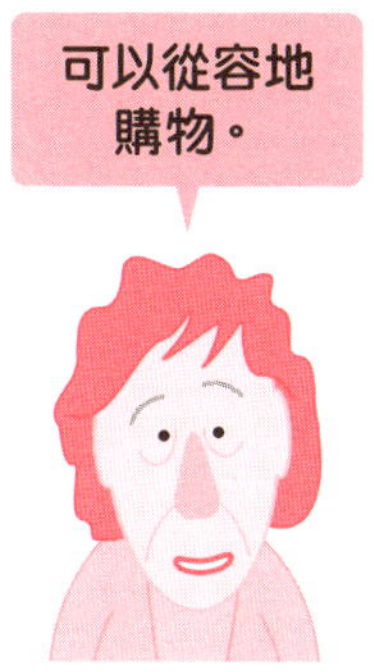

不安期 02

短期記憶障礙

5分鐘前回答過的問題，5分鐘後又再問一次！

・・・本人是怎麼想的？・・・

對了，孫子的婚禮是什麼時候舉行？

因為有很多事情要準備，
先問問看兒子吧！

↓

（兒子）啊啊，婚禮
是下星期天喔

↓

孫子的婚禮是什麼時候舉行？

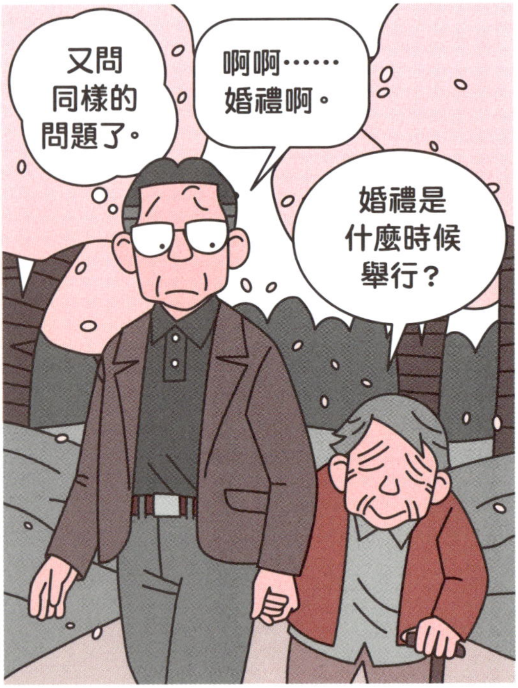

又問同樣的問題了。
啊啊……婚禮啊。
婚禮是什麼時候舉行？

NG 用不耐煩的口氣回答「是星期天，下個星期天！」

短期記憶障礙的患者會失去短短幾十秒前的記憶。因為患者完全忘了自己已經聽過答案，所以就算覺得不耐煩也沒用，反而只會將煩躁、憤怒等等的負面情緒傳達給對方。患者說不定會認為自己「受到不當的對待」。

這樣也NG

- 用一句「別再說了！」終止對話。
- 一副不耐煩地說「你已經問過好幾次了，還記不起來嗎！」

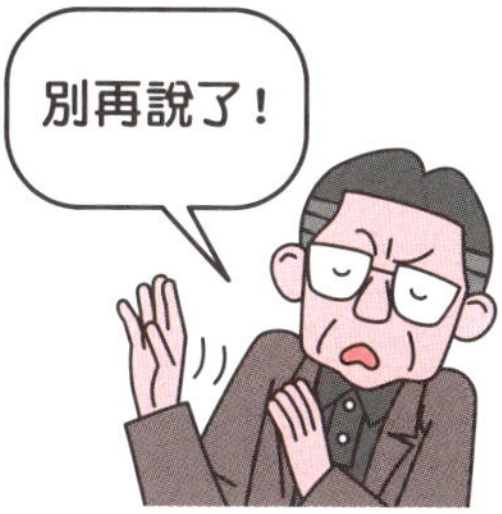

OK 語氣溫柔地回答「婚禮是下個星期天喔」，並寫在便條紙上交給對方

由於患者會忘記自己已經問過了，因此如果回答的口氣不佳，會讓對方產生「被冷淡了」的印象。即便患者詢問相同的問題，也請務必冷靜地回答。將便條紙交給對方時，只要說「要是忘記就看這個」，（儘管實際上會忘記有便條紙）患者便會感到放心。

這樣也OK

- 一起將整個星期的行程寫在日曆上，並貼在看得見的地方。
- 建議患者多做簡單的腦部訓練（拼圖、解謎）、摺紙、為圖畫著色等等。

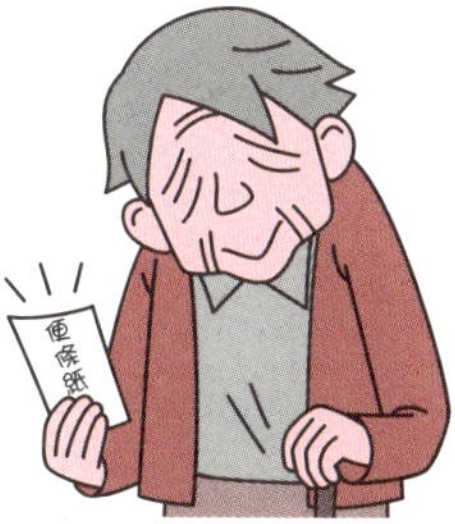

深入了解

以遺忘為前提，努力打造方便生活的環境

短期記憶是指幾十秒到一分鐘左右的記憶。因此，一旦因失智症而產生短期記憶障礙（即時記憶障礙），就會經常忘記不久前做過的事情。患者除了忘記對話內容外，還會出現以下症狀。

- 忘記自己幾分鐘前的言行，反覆詢問同樣的問題。
- 總是在找東西。
- 忘記講過電話。

這種短期記憶障礙和近期記憶障礙一樣，本人自己不會有感覺，所以即便嚴厲指責對方也不會有所改善。

另外，一再忘記的經驗會讓患者本人心中愈來愈感到不安。甚至有人會認是周圍的其他人聯合起來欺騙自己，或是會因為焦急而變得易怒。

在支援照顧失智者時，請以樂觀的心態接納變得健忘的事實，並且努力打造即便忘記也不會感到困擾的環境。以下為幾種有效的具體做法。

- 安排一整天的行程。
- 將待辦事項寫在日曆上。
- 事先將外出所需要的物品集中好放在一個地方。

有短期記憶障礙的人不擅長記住新事物。

當環境改變、有需要記住新事物時，請一邊和患者商量、一邊找出理想的做法，陪伴患者一一反覆練習以確實牢記。

不只是短期記憶障礙，**失智症患者通常都有討厭變化和新事物的傾向**。請接納患者做不到的事情，使其不會感受到壓力。

支援上的建議

搬入新家時，在患者習慣新環境之前要多加留意

高齡者很不喜歡搬家。尤其如果有即時記憶障礙和執行功能障礙，那麼在習慣新環境之前會感受到很大的壓力。搬家結束後，在熟悉新環境之前，請多多私下和患者溝通，幫忙解決患者覺得不便或感到困擾的地方。

另外假使沒有同住，積極創造外出的契機也很重要。建議可以鼓勵患者參加銀髮社團或運動社團，避免患者在地方社會上遭到孤立。

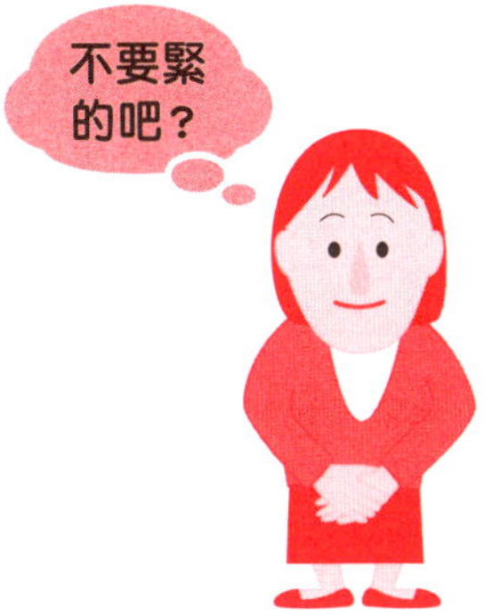

不安期 03

視覺空間
認知障礙

絆倒是因為腳步不穩？
可是本人說「沒問題」……

・・・本人是怎麼想的？・・・

最近經常絆倒
是因為腳沒力嗎？

自己以為
「全部都看得見」

↓

無法注意到
位於左側的物品

↓

被東西絆到而跌倒

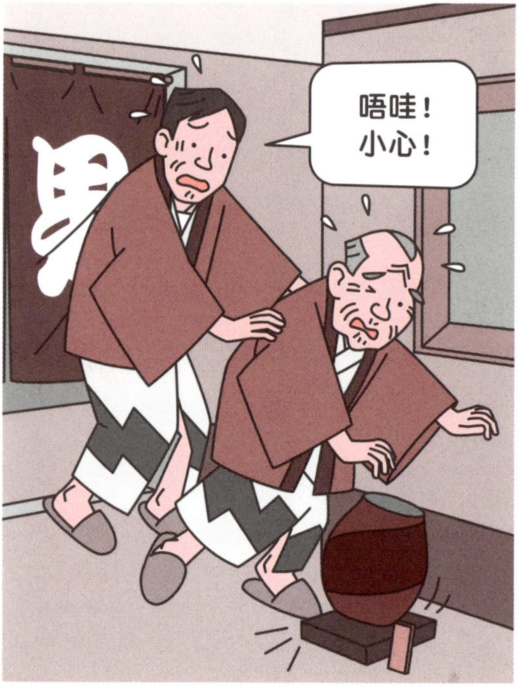

NG 一口咬定「都是你在發呆的關係！」並用強硬的口吻提醒「仔細看腳邊」

看不見照理說應該看得見的物品，是一種名為視覺空間認知障礙的症狀。雖然視覺上看得見，卻因為腦部出現障礙而無法辨識看得見的東西。因此，即便提醒對方「不要發呆」、「看仔細」也沒有意義。

這樣也NG

- 加以限制患者的行動，不讓對方一個人單獨外出。
- 為了避免絆倒，於是購買拐杖要對方隨身攜帶。

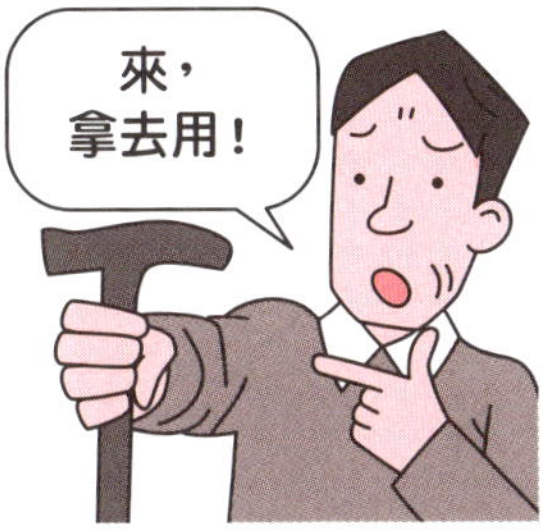

OK 行走在陌生場所時，要陪在身旁以防跌倒

視覺空間認知障礙會讓人難以發現周圍的物品，導致患者經常撞上東西或被東西絆倒。由於這是一種「明明看得見卻沒發現」的狀態，會建議家屬要走在患者的旁邊，在患者快要跌倒時幫忙支撐身體。

這樣也OK

- 走在患者前方，引導對方避開可能造成阻礙的物體。
- 事先將家中可能撞到或絆到的東西收起來。

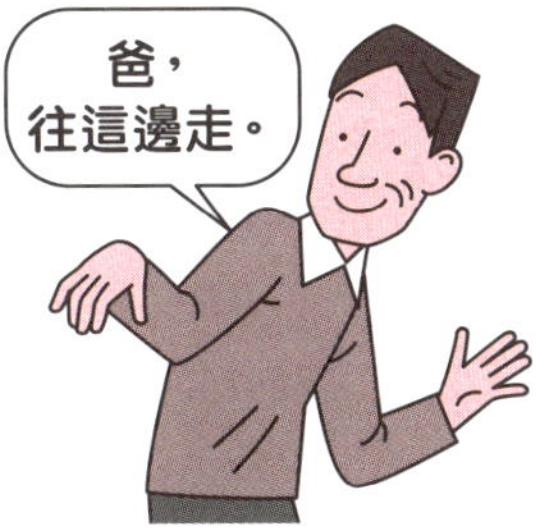

深入了解

倘若無法辨識物品，日常生活的風險會驟然升高！

視覺空間認知障礙是常見於阿茲海默型失智症的症狀。另外，路易氏體型失智症也可能為其成因。由於腦梗塞、腦出血有時也會引起視覺空間認知障礙，因此請勿自行判斷，而要尋求醫生的專業診斷。

視覺空間認知障礙的代表性症狀如下。

- 忽略眼前的物品。
- 無法將物品排放整齊。
- 變得不會描繪圖形。
- 無法自行更衣。

這些症狀一旦變得顯著，日常生活就會出現許多困難。

比方說，有可能會因為撞到東西或被東西絆倒而受傷，或是忽略擺在桌上的物品。如果無法下廚、洗衣服、更衣，就會變得很難獨自生活了。

目前雖然沒有針對視覺空間認知障礙的特定治療方法，不過物理治療、職能治療等復健方式有可能可以因應個別的症狀發揮效果，因此不妨試著向醫生諮詢。

另外，如果是阿茲海默型失智症所引起的情況，以「這樣很危險」為由限制行動，恐怕反而會使得症狀更為加重。仔細觀察患者能夠做到及做不到哪些事情，然後針對做不到的事情給予支援，這一點非常重要。

像是將物品整理得容易找到、準備圖片或照片以便使用工具等等，也建議可以配合個人的症狀多下一點工夫。

請與醫生或照護管理專員商量，擬定必要的計畫。

支援上的建議

腦部產生障礙的部位不同，失智症的症狀也會改變

大腦半球分為左右兩邊，左腦掌管邏輯分析及語言相關的功能，右腦則掌管憑藉直覺感受的功能。因此，失智症的症狀呈現方式，會隨產生障礙的大腦部位而有所不同。

舉例來說，如果左腦的頂葉出現障礙，計算和讀寫就會變得困難；若左腦的顳葉出現障礙，就會無法理解詞彙的意義和話語的內容。另一方面，假如是右腦的頂葉出現障礙，則會無法注意位於自身左側的物品（半側忽略）。

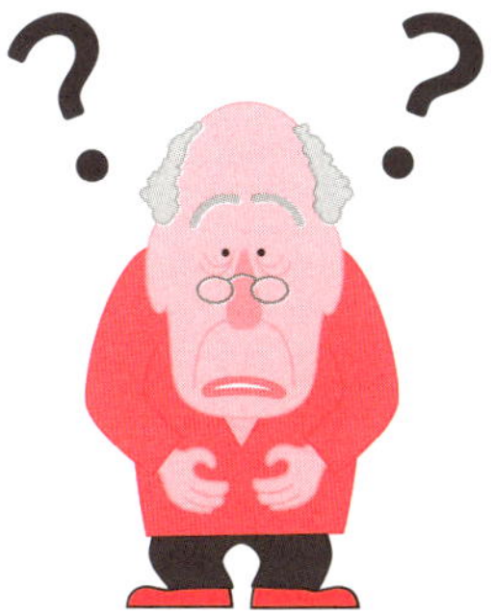

不安期 04

注意力障礙

久違地回到老家結果嚇一跳！為什麼要穿那麼髒的衣服？

···本人是怎麼想的？···

覺得挑選衣服「很麻煩」

今天要穿什麼樣的衣服才好呢？

↓

每天都要挑選衣服，真麻煩

↓

穿昨天的衣服就好

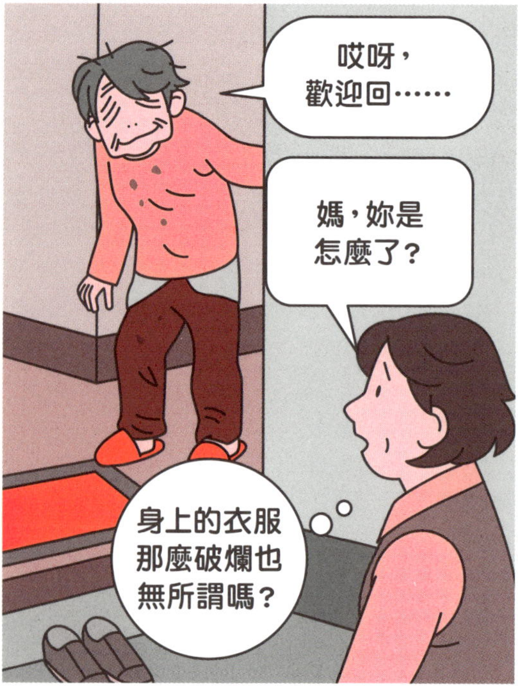

哎呀，歡迎回……
媽，妳是怎麼了？
身上的衣服那麼破爛也無所謂嗎？

NG 「不要穿那種衣服，很難看耶！」半強制性地要對方換掉

失智者對於自己的穿著打扮不太在意。即使每天都穿同樣的衣服也無所謂，還會把家居服或睡衣直接穿出門。雖然乍看之下會以為「只是變懶散了」，但其實是失智症的核心症狀，因此就算強力叮囑或表示不滿，情況也不會獲得改善。

這樣也NG

- 向對方抱怨「那副打扮讓我覺得很丟臉」、「太不得體了」。
- 買新衣服回來，把舊衣服全部丟掉。

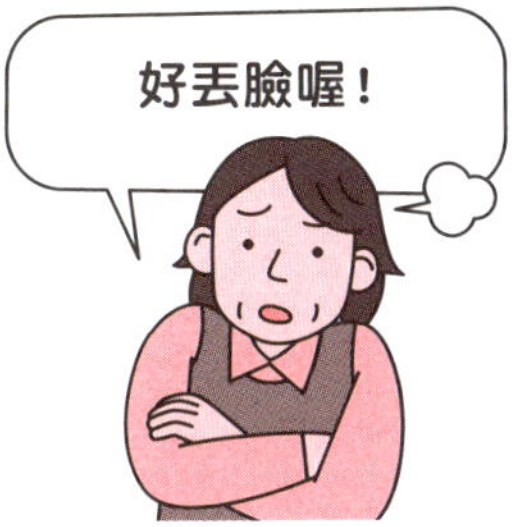

OK 媽，我來幫妳挑衣服！陪對方一起更衣

失智症有可能會讓人變得不在乎服裝儀容（儀表外貌）。由於這是失智症所引起的一種注意力障礙，因此需要周遭親友的支援協助。像是幫忙挑選衣服、幫忙整理儀容等等，具體的行動會讓患者本人感到安心。請不要多加批判，而改以實際行動來表示。

這樣也OK

- 陪同前往美容院，或幫忙化妝。
- 上街購物，添購衣服。幫忙思考一週的搭配。

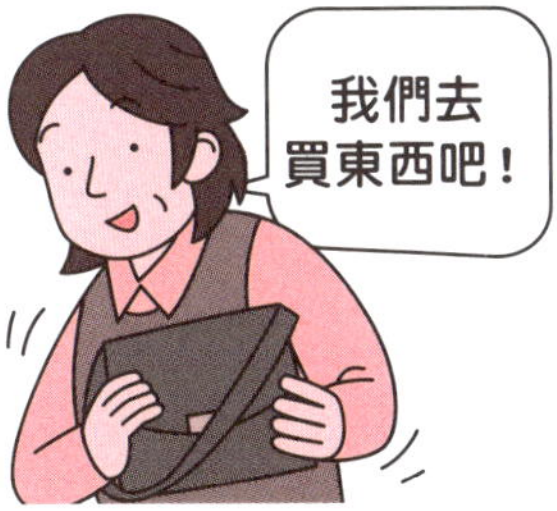

深入了解

光是協助挑選衣服，本人的心情就會輕鬆許多

失智症所引起的注意力障礙是因腦部障礙而起。是因為腦部功能下降，才導致難以正確地認知事物。

這裡所介紹的**症狀是注意力障礙**，因為腦部功能下降，以致對衣服失去興趣，或變得難以挑選服裝。

另外，由於也會對周遭的狀況變得不在乎，因此有時候也會直接穿著家居服或是睡衣出門。

假使回到老家後，發現許久不見的母親（或父親）服裝極度凌亂，就要懷疑可能有注意力障礙了。因為這類患者通常也會嫌洗澡麻煩，所以衣服有可能也會很髒。

由於不是每個人都對打扮很講究，因此請冷靜觀察對方和從前相比，是否變得對服裝儀容比較不在意。

另外，在協助有這種症狀的人時請注意以下幾點。

- 減少衣服的顏色和圖案。
- 選擇方便穿著的衣服。
- 決定挑選衣服的時段。

- 請日照中心的員工協助沐浴，並換上乾淨的衣服。

光是由家人協助挑選方便穿脫的衣服並限定選項，患者的心情便會輕鬆許多。請抱著消除患者心中「麻煩」、「懶得做」這類感受的心情予以協助。

若父母的儀容不整，子女也會在意起面子和他人的眼光。

這種時候，請不要單方面地斥責「很丟臉！」而要思考對方有可能是因為得了失智症才導致無法選擇。

支援上的建議　注意力障礙造成的健忘與年齡造成的健忘有何不同？

「健忘」也是注意力障礙常見的代表性症狀之一。無論是誰，人只要上了年紀就會經常忘東忘西，但如果是注意力障礙的話，就會經常在日常生活中遺忘重要的資訊。

像是頻繁地弄丟錢包或鑰匙、忘記關掉家電用品的電源、忘記與人有約等等，假使這類失誤頻繁地發生，就要懷疑有可能罹患失智症了。如果無法判斷，可以向健忘門診或自治團體的失智症諮詢窗口諮詢。

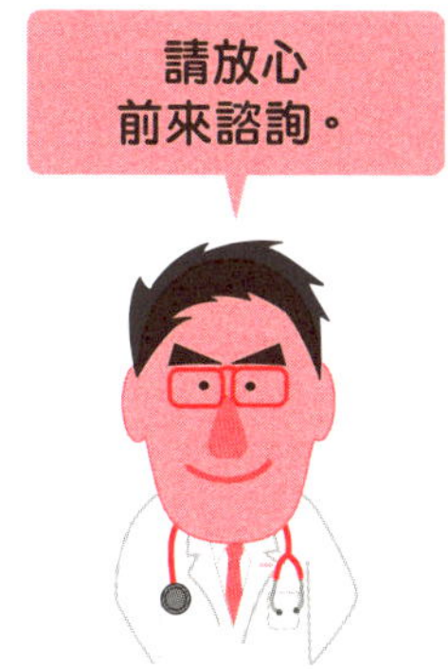

不安期 05

定向感障礙

前去探望父親時發生一件大事，他居然忘記我和孫子了！

本人是怎麼想的？

見到兒子和孫子卻像是見到陌生人

奇怪，他們是誰啊？
有陌生人來拜訪了

↓

既然對方是來探望我，
就和他們打招呼吧

↓

你是誰啊？

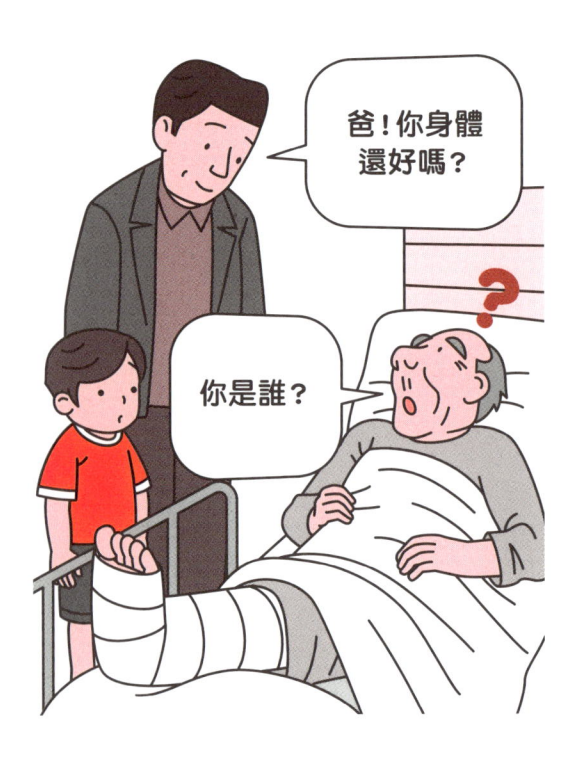

NG 大喊「是我啊，是我！」拼命表明身分

一旦隨著失智症加重，出現對人物的定向感障礙症狀，就會搞不懂身旁親友與自己的關係。在患者本人認不得自己時硬是要求「快想起來！」也是無濟於事。激動的反應有可能會讓患者陷入混亂，或傷害到對方的自尊心。

這樣也NG

- 抓著患者的肩膀搖晃，說「拜託你振作一點！」
- 「別在這種時候開玩笑了」將憤怒的情緒發洩在對方身上。

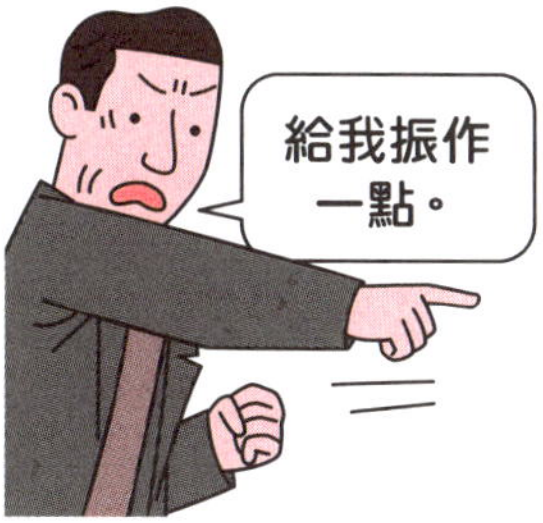

OK 冷靜地詢問「你怎麼了？」然後解釋「我是你的兒子〇〇，他是孫子××喔」

倘若患者因定向感障礙而認不得家人，當下請冷靜地應對，之後再向專業醫師諮詢。請不要一味地刺激患者，建議可以先告知名字之後觀察對方的反應。患者也有可能不是認不得家人，只是一時想不起來名字而已。

這樣也OK

- 不要企圖當場解決，先以一句「我會再來的」結束探望。
- 在返家之後和家人討論，並及早向醫生諮詢。

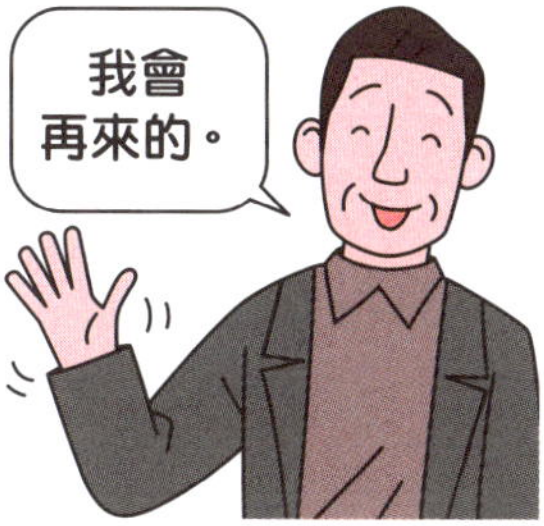

深入了解

認不得家人的定向感障礙是源於失智症或腦部損傷

定向感障礙是失智症的核心症狀之一，像是「認不得家人」、「認不得場所」、「分不清季節和時間」等等，每個人的症狀都不太一樣。形成的原因也很多種，阿茲海默型失智症、血管型失智症、路易氏體失智症等都會出現這種症狀。

由於也有因疾病或是外傷導致腦部受損的高階腦功能障礙而引起的例子，因此需要特別地留意。

以這次所舉例的對人定向感障礙來說，除了家人外，患者也有可能會搞不清楚親戚、親近朋友等身邊的人與自己的關係。同時，有時也會搞不清楚自己的年齡。

定向感障礙一般會引發以下這幾種的混亂情況。

- 誤將自己的兒子或女兒認成孫子。
- 誤將自己的孫子認成兒子或女兒。
- 固執地以為姊妹是自己的母親（兄弟是父親）。

假如出現這類定向感障礙的症狀，請仔細

觀察患者的反應，並向醫生報告。

身為家人，很容易會因為「希望對方振作一點」而以嚴厲的口吻逼問，但這樣恐會使患者陷入混亂，因此必須冷靜應對。

由於定向感障礙也有可能是一時的症狀，建議可以觀察情況一段時間。

如果定向感障礙的成因是失智症，屆時會為家人帶來很大的壓力，因此假使患者的症狀不見改善，照護者也可以考慮**借助專業照護人員的力量**。

而讓患者定期進行復健則有機會抑制症狀持續發展下去。

支援上的建議　定向感障礙的患者宛如搭上時光機

有人將失智症患者的狀態比喻成「宛如搭上時光機」。患者會從80歲回溯過去，突然回到30多歲或孩提時代的自己。心智回到30歲的患者見到眼前的妻子（老奶奶），會一臉認真地問妻子「妳是誰？」假如之後再次搭乘時光機回到現在，便又會若無其事地與妻子交談。

請理解失智症患者便是像這樣，處於不時往返於現在與過去的狀態。

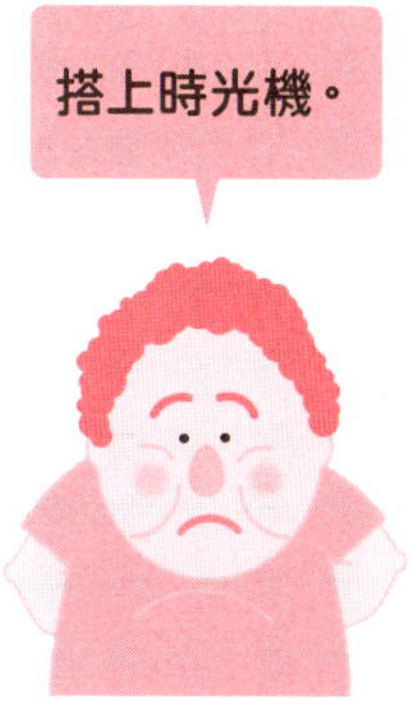

不安期 06

執行功能障礙

奇怪，空調不會動？是故障了嗎？還是遙控器沒電了？

・・・本人是怎麼想的？・・・

忘記空調的操作順序

想要打開空調
於是拿起遙控器

↓

奇怪，要怎樣
才能打開啊？

↓

是故障了嗎？

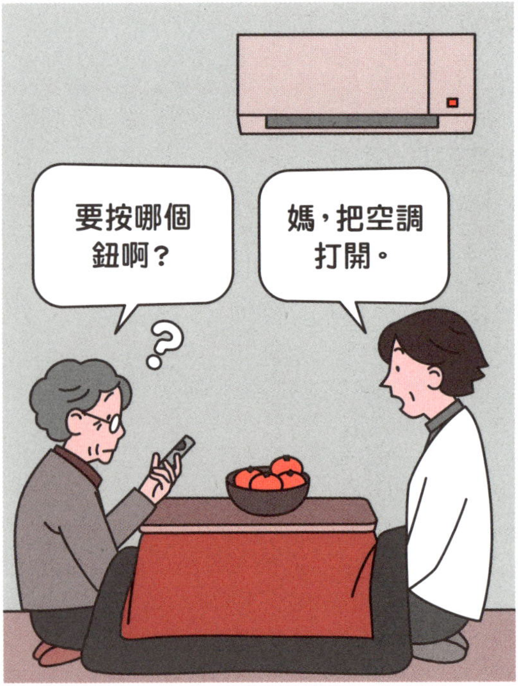

NG 質問「為什麼不會？」然後說「算了，東西給我！」

忘記如何操作家電用品等的遙控器，是「執行功能障礙」者的代表性症狀。因為是失智症的症狀，家人即便為了做不到的事情責備對方也沒用。但若是擺出冷淡的態度則會讓對方感到不安焦躁，這一點須特別留意。

這樣也NG

- 從母親手中拿走遙控器，不發一語地自己操作。
- 「妳怎麼連這麼簡單的事情也不會！」將怒氣發洩在對方身上。

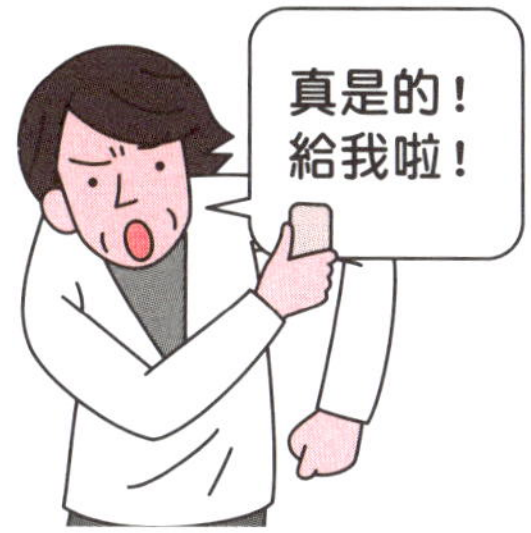

OK 告訴對方「我們一起試試看吧」然後分成幾個小步驟仔細教導

患者忘記如何操作時，切記不要一口氣教太多東西。就算「按這個、這個和這個」地一次教完，對方也無法理解。請將操作方式分成幾個小步驟，並且一一確認教導。如果又忘記了就再次仔細地教導，不要放棄。

這樣也OK

- 仔細教導操作方式後，陪同對方一起操作遙控器。
- 將操作方式寫在筆記本上，交給對方並叮嚀「可以看這個」。

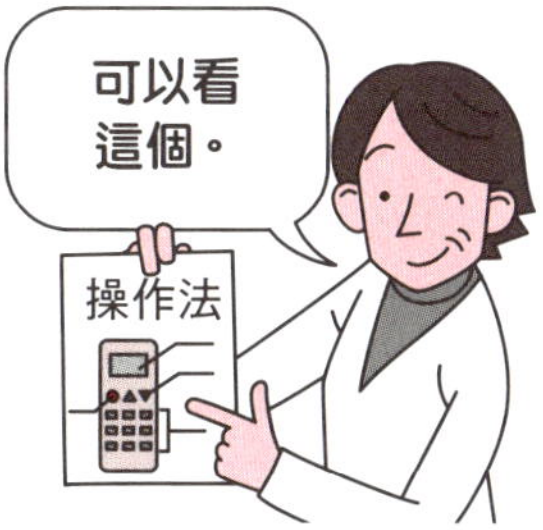

深入了解

做不到以前能夠做到的事情，有可能是失智症的執行功能障礙

失智症會引發執行功能障礙的原因，在於腦部大腦皮質中名為前額葉聯合區的部位之功能下降。

這個前額葉聯合區是**掌管計畫性行為及社會性行為的部位**，因此功能一旦下降，就會突然做不到以前能夠做到的事情。

由於會直接表現在日常的下廚、洗衣服、打掃等行為上，比起其他症狀更容易被周遭其他人察覺。

除了前面介紹過的操作遙控器外，失智症的執行功能障礙還會造成以下幾種現象。

- 煮飯的技術變差。
- 準備餐點的時間變長。
- 嗅覺衰退，料理的口味變重。
- 餐具骯髒（洗不乾淨）。
- 無法順利使用家電用品。

就算在他們外出時也無法讓人放心。患者有可能會沒辦法順利購物或是迷路。倘若無法陪同外出，像是讓患者攜帶附GPS功能的鑰匙圈或是手機，**需要採取能夠讓家人放心的預**

防措施。

失智症造成的執行功能障礙，是失智症中比較早期出現且容易發現的症狀，所以要是覺得有哪裡不對勁，請及早向醫生諮詢。

若是以為「之後應該就會好起來吧」而置之不管，失智症有可能會愈來愈嚴重，甚至出現執行功能障礙以外的症狀。

尤其如果是失智症造成的執行功能障礙，其實是可以透過周圍其他人的協助減緩病程發展的。假如可以的話，請全家人一起討論，提前決定好該如何予以協助，好讓患者能夠舒適地生活。

支援上的建議

併發失智症的帕金森氏症導致料理的調味變重？

因多巴胺減少使得手腳顫抖的帕金森氏症，從前被認為「不會演變成失智症」，可是如今已知約有30%的人會出現失智症的症狀。

這個「併發失智症的帕金森氏症」和路易氏體型失智症一樣，從初期階段就有很高的機率會出現便祕及嗅覺障礙。然後，嗅覺障礙會使得料理出來的味道變差，有時候也還會被家人指出「菜餚調味變重了」。

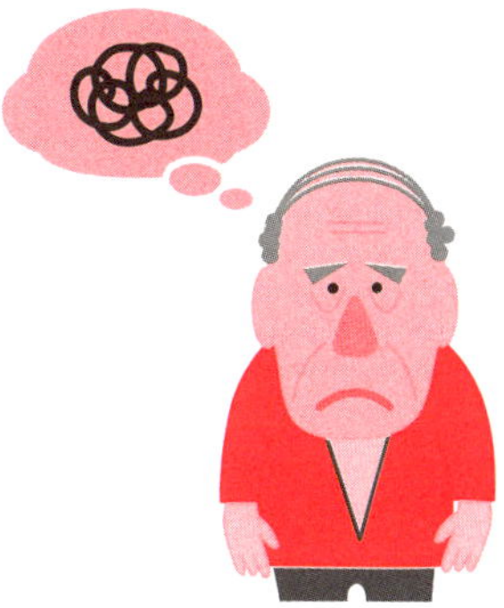

不安期 07

地形迷失障礙

平時去的超市在哪裡？變得不知道該往哪個方向前進

···本人是怎麼想的？···

那間常去的超市忘記路該怎麼走了

咦，真奇怪？
那間超市在哪裡？

↓

知道自己在哪裡，
卻不曉得該往哪裡前進

↓

我不會迷路了吧？

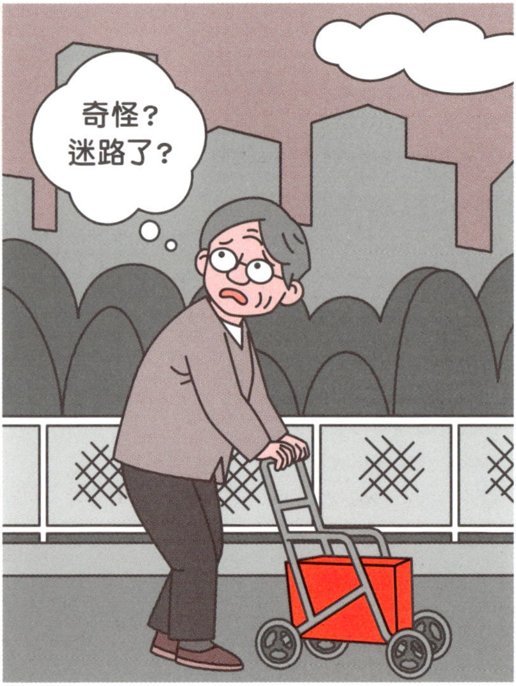

NG 斥責「媽，不要給人添麻煩好嗎！」並禁止對方單獨外出

屢次迷路確實會對家人造成負擔。可是，因為這樣就禁止對方單獨行動也不是好的做法。要是失去購物、散步等外出與人接觸的機會，失智症的病程有可能會加速發展。

這樣也NG

- 認為「太寵對方不是件好事」而乾脆裝作不知情。
- 給予對方「迷路時就去找派出所幫忙」的建議。

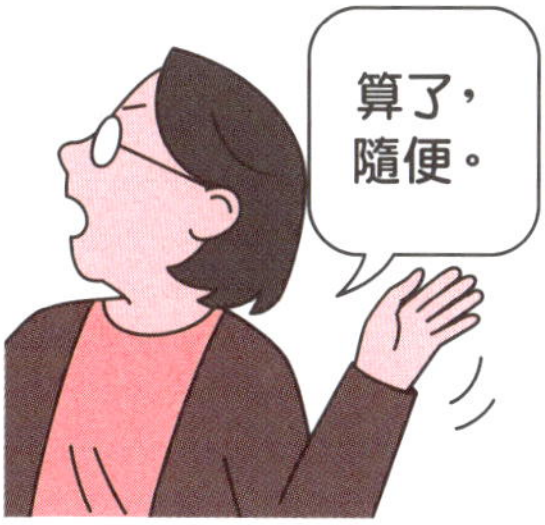

OK 若對方打電話來就去迎接，然後全家一起商量之後的因應對策

失智症造成的地形迷失障礙，會發生忘記原本知道的路徑之症狀。要是像這次一樣，因為連患者本人也無法解釋的原因而迷路，可以先向醫生或地區的關懷服務單位諮詢。就這麼放著不管非常危險。

這樣也OK

- 建議對方「要是覺得自己迷路了就去問周圍的人」。
- 讓對方隨身攜帶手機或有GPS功能的鑰匙圈。

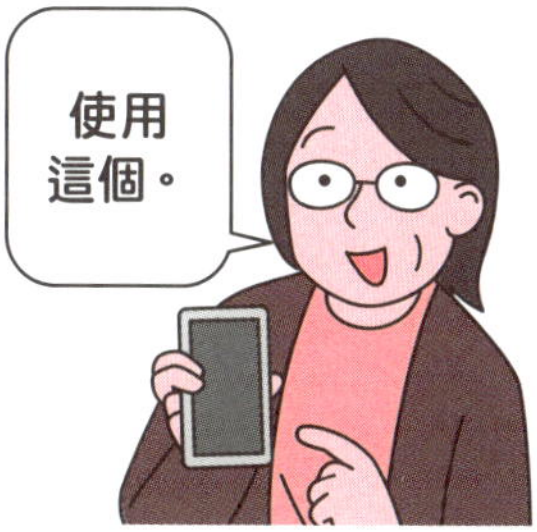

深入了解

也有人迷了路仍能自行返家，請配合症狀，彈性應對！

地形迷失障礙的起因是失智症或腦中風。出現這種障礙之後，就會開始錯過巴士或電車的停車站，或是看著地圖也不知道該往哪個方向前進。症狀雖然有很多，不過大致可以分為以下2種。

- **路徑障礙**……忘記前往目的地的路徑，或無法沿著路徑抵達目的地。
- **地標失認**……因無法正確辨識熟悉的建築或街景而迷路。

另外，如果又再加上失智症的記憶障礙，就會忘記自己是何時出發而不停地走，甚至連自己外出的目的也忘記，於是陷入容易迷路的狀態。

只不過，每個人的失智症症狀不盡相同，像是向路人問路、搭計程車回去等等，要是迷路之後仍能自行返家，那麼就沒有理由禁止對方外出。

由於需要因應患者的症狀採取個別對策，因此首先請向醫生或是照護管理專員諮詢。還有，為了以防萬一，也要同時實行以下幾種預防措施。

- 在包包裡擺放附GPS功能的鑰匙圈等。
- 讓患者隨身攜帶智慧型手機。
- 在錢包裡擺放寫有地址、姓名、電話號碼的卡片。
- 利用地區的關懷服務單位。
- 陪同在固定一條路線上散步。

雖然地形迷失障礙的治療方式會隨原因而異，但一般來說復健都會有一定的效果。

支援上的建議

過著日夜顛倒的生活最大的原因是睡午覺？

失智症的定向感障礙與時間及季節、地點、人物有關。和時間、季節相關的定向感障礙確實有可能會讓人過著日夜顛倒的生活，不過一般而言，高齡長輩的生活會日夜顛倒的最主要原因還是「睡午覺」。

只要去研究表示自己「晚上睡不著」的患者之作息，就會發現他們睡午覺的時間多半比較長。午覺睡太久，晚上理所當然就會睡不著。因此請不要以為「日夜顛倒＝疾病」了。

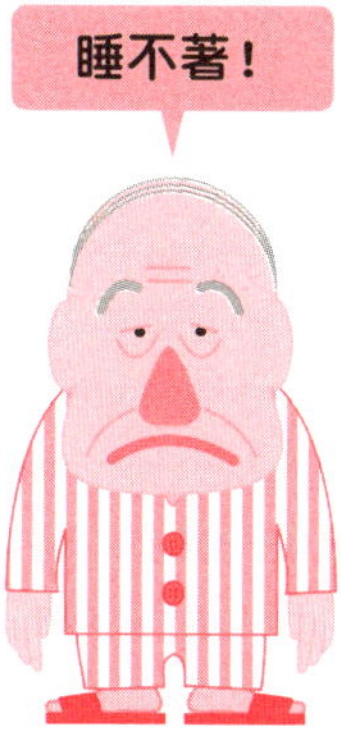

相關知識 02

失智症導致抑制功能低下，「真正的自己」於是浮出表面

曾經有位女性跟我說：「我家老爺爺總是動不動就生氣，醫生，請您想想辦法。」她以為有失智症疑慮的老爺爺之所以會如此急躁，都是因為生病的關係。

遇到這種情況，我通常都會詢問對方「他年輕時的個性如何？」

結果那名女性回答「他從年輕的時候就滿急躁了。」

這種時候，就很難判定原因是否出自於失智症。

人一旦上了年紀，原本就具備的個性和氣

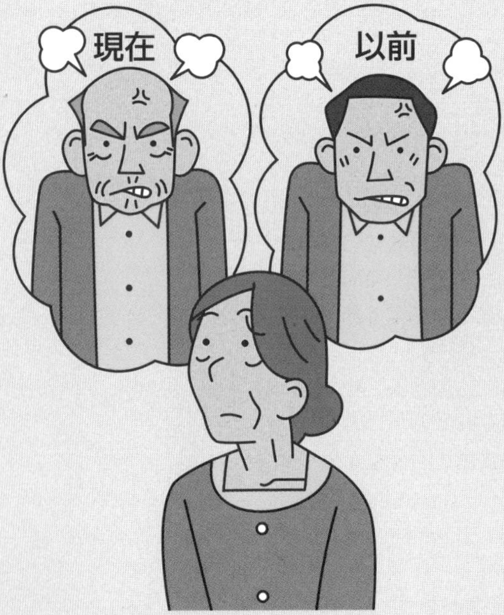

質會更加突顯出來。這種傾向稱為「病前個性的激進化」。個性和氣質並非疾病，因此無法進行根本的治療。

另一方面，假如是年輕時原本個性溫和的人突然變得易怒，那就要懷疑是受到失智症的影響了。

有可能是因為腦的部位（前額葉）因失智症而萎縮，導致患者無法控制自己的情緒。而這種現象稱為「失控」。

同樣是需要克制自己、認為「不應該生氣」的局面，要是以前的話患者會忍耐下來，但是現在卻會大聲威嚇，或是企圖使用暴力，因此家人會受到很大的打擊。

即便理智上明白「沒辦法，誰叫抑制能力下降了呢」，熟悉對方從前言行的家人還是難免會感嘆「他以前的個性明明那麼沉穩」。

除此之外，人會變得易怒還有以下幾個原因。

- 環境變化造成的不安。
- 身體不適造成的不快。
- 人際關係惡化帶來的孤獨感。

尤其假使對方從前在公司擔任要職或社會地位很高，那麼就要格外注意了。

因為退休之前一向受人欽佩的人通常自尊心比較高，被隨便當成「普通的老頭子」會讓他內心產生壓力。

對於自尊心高的人，只要身旁家人稍加顧慮便能減輕對方的壓力。像是稱讚他「真厲害！」、「果然不一樣」，只要在日常生活中有意識地尊重對方的立場，患者應該就能轉換心情並且找回自信。

另外，也曾經有家屬找我商量「我家老爺爺突然變得想做色色的事情。有沒有什麼辦法可以解決？」的問題。

仔細詢問下，原來是開始利用日照中心的老爺爺會對女員工說出猥褻的話語，或是試圖觸碰對方的身體，讓家人感到很頭疼。

「他原本是個一板一眼的人，真不敢相信他竟然會那麼做」那位老先生的太太沮喪地這麼說。

這種時候，我當然不敢詢問「他年輕時如何？」

儘管沒能明確地告知那位太太，但我推測那位老爺爺應該從以前就是性衝動強烈的人。說不定以前只是因為患者拚命地壓抑，才沒有表現出來。又或者是因為患者很會隱藏，家人才沒有發現。

由於失智症會使腦部萎縮，進而失去克制能力，因此有可能會顯現出連親人、配偶都沒發現的另一面。

還有，失智症會影響的不只是原本的個性和傾向，連患者從年輕時就有的思考模式都會受到失智症的症狀影響。

一般而言，認真且責任感強的人都有對自己很嚴格的傾向，也因此容易感受到壓力。還有，人在面對失敗或霉運時如果有很強的自責心理，就會往自己身上去尋找原因，導致和周圍其他人的溝通變得不順暢，並且會獨自一人承受壓力。

雖然並非每個人都是如此，但可以說從年輕時就習慣以這種模式思考的人，老了之後也會容易陷入憂鬱狀態。

隨著失智症的症狀加重，有些人會容易陷入憂鬱。

另外，也有一些是失智症和憂鬱症併發的案例。有可能是失智症發病導致憂鬱症惡化，或是憂鬱症讓失智症的病程加速發展。

綜合以上所述，失智症的症狀五花八門，而患者本人的個性、本性、思考模式等也都會對病況造成影響。正因為無法果斷地認定「測驗結果在幾分以下就是失智症」，才會讓失智症的診斷如此困難。

相關知識 03

跨越親子之間的隔閡，稱讚「現在能辦到的事情」

失智症是任何人都有可能罹患的疾病。為人子女者會有「我父母才不會那樣」的想法固然可以理解，但那只是一種成見，實際上無論是誰都有可能得到失智症。

曾經有個女兒帶著自己80多歲的父親到醫院，這麼對我說：

「我父親非常健忘，讓人很傷腦筋。可以幫忙想想辦法嗎？」

因為那位80多歲的父親是穿著西裝，用自己的雙腿走到醫院來，於是我便這麼回答。

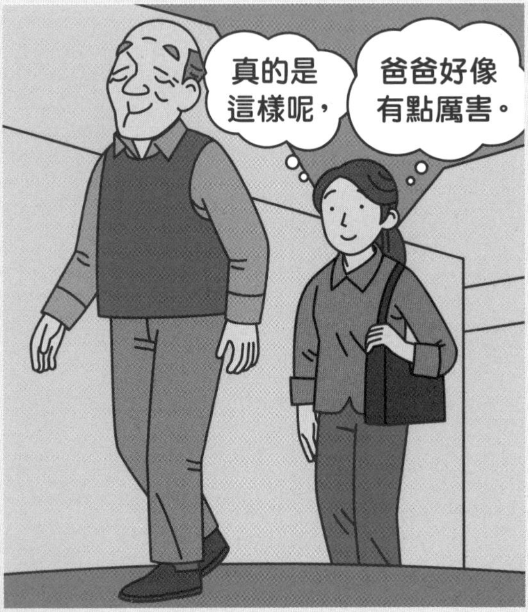

「光是活到80多歲還能裝扮整齊，並且自己走來就已經很厲害了。妳想想看，妳父親的同學有一半都已經過世了喔，剩下另一半的人多數不是無法走路，就是在住院。他光是像這樣自己走來接受診斷，就已經非常了不起了。」

這時，那位女兒才發覺「我父親的同學確實很多都已經過世了。」

身為子女，想必都會記得父母壯年時期活躍的模樣，並且在內心深處希望他們能夠回到從前的樣子，但那是不可能的事情。

可以容忍父母上了年紀之後走路變慢或是駝背，但是卻對父母罹患失智症這件事情無法忍受。

雖然我想應該會有個人差異，不過父母管教愈嚴格的人，通常愈無法接受父母衰老之後的模樣。

因為大受打擊的他們會產生「以前老愛說教的父親居然得了失智症！」、「過去那麼嚴厲的母親居然連這種事情都做不到！」這樣的想法。

在治療失智症上，家人以肯定的態度接納症狀能夠發揮很大的助益。

請試著以「你真厲害」、「你幫了我的忙」、「謝謝你」等稱讚與感謝的話，來取代「拜託振作一點！」、「根本不行嘛！」、「你為什麼要這麼做！」之類的斥責。光是投以溫暖的話語，對方的表情便會明亮起來。

各位知道伊索寓言「北風與太陽」的故事嗎？

故事內容是描述，北風與太陽在比賽誰能先讓旅人脫掉外套。

北風對著旅人咻咻地吹著強風，試圖讓他脫掉外套，但是旅人卻反而緊抓著外套不放。反觀太陽則是用身上的光線柔和且溫暖地照耀旅人，結果旅人因為熱得受不了，最後就把外套脫掉了。

即便像北風一樣冷酷責罵也無法緩解症狀；像太陽一樣投以溫暖話語，才能夠延緩失智症的發展。

無法接受父母罹患失智症的人，會忍不住不耐煩地用強烈語氣斥責對方。另一方面，能夠接受失智症的人則會用肯定的措辭讚美患者。他們會閉上眼睛，不去追究「做不到的事情」，並且只看著「做得到的事情」給予讚美。

失智症發病之後，受到家人及周邊其他人稱讚、感謝的機會會減少，進而導致患者失去自信心。同時，內心也一定會感到非常寂寞。受到稱讚這件事，說不定可以讓患者稍微挽回逐漸喪失的自信。

以下是一位80多歲老奶奶的故事。

有位出現輕度失智症症狀的老奶奶，從某天開始被送進日照中心。一如各位所知，日照中心是以經認定需要照護者為對象，支援長者自立的照護服務機構。

聽說那位老奶奶的需要照護程度為1，每週都會前往附近的日照中心一次。

失智症日照中心收容的患者症狀各不相同，根據那位老奶奶表示「比起其他人，我算好的了。」

可能是因為親眼目睹其他人做不到自己能夠輕鬆做到的事情，於是她心裡產生了類似優越感的情緒吧。

由於在家裡，大家都會協助需要照護程度為1的老奶奶，沒有人期待她能幫上什麼忙，因此使她有了「我好像很礙手礙腳」的想法。但是去了日照中心之後，她意外有了「什麼都難不倒我」的感覺。

人類是社會性動物，需要獲得他人的認同。即便不被所有人認同，只要有某人認同自己便會湧現生存的活力。

就這層意義來說，不要給失智者特別待遇，讓他以家庭成員的身分做能夠做到的事情較為理想。

Column

重點解析

頭部外傷、高血壓、糖尿病會引發失智症的理由為何？

人一旦邁入高齡之後，受傷的風險便會升高。因跌倒而骨折導致臥床不起，或是變成處於需要照護狀態的情形也很常見。

不僅如此，目前也已知如果因為跌倒或交通事故使得頭部受到外傷，也會增加得到失智症的風險。

根據美國的一項研究顯示，假如有伴隨意識障礙的頭部外傷經驗，阿茲海默型失智症的發病風險男性為5.6倍，女性則為3.2倍。

而在日本所做的調查，也得出曾受過伴隨意識障礙的頭部外傷者的失智症風險，約為常人的4倍。

另外，高血壓、糖尿病也會提高失智症的風險。

若長期處於高血壓的狀態，很有可能會引起腦中風（腦出血或腦梗塞等）。腦中風雖然是血管型失智症的直接原因，但有報告指出，原本是阿茲海默型失智症的人如果腦中風，則失智症的症狀又會大幅加劇。

目前也已確認阿茲海默型失智症的高齡患者多半腦中都有小小的梗塞，因此和血管型失智症合併發生的事例相當多。

另一方面，糖尿病則是和阿茲海默型失智症有很深的關聯。

得到糖尿病之後，體內胰島素的功能會變差。阿茲海默型失智症的成因是β-類澱粉蛋白在腦中堆積，而由於分解這個蛋白質的是胰島素，因此一般認為發病的風險會升高。

另外，因為低血糖也有引發失智症的風險，所以如果是高齡者，一般都會將血糖控制在比正常值略高的狀態。

第4章

擔憂期
真教人傷腦筋！怎麼會變成這樣？

失智症的核心症狀一旦加重，
就會開始出現各種症狀。
這個因人而異的周邊症狀
稱為行為心理症狀（BPSD）。
負責照護的家人究竟該如何應對呢？

由於行為心理症狀需要個別應對，因此可能會加重照護家屬的負擔

失智症的核心症狀是所有人都可能出現的一般症狀。可是這裡所要介紹的行為心理症狀（BPSD）會受到各種因素影響，因此有**很大的個別差異**。

比如失敗帶來的壓力、無法安心的環境、其他疾病帶來的身體苦痛及不適、對將來的不安、封閉的人際關係等等，這些都會對其造成影響。除此之外，與生物學方面的因素（基因方面的因素）、本人的個性和氣質、年輕時養成的思考模式等也都有關。

行為心理症狀一般都會出現得比核心症狀要晚，不過何時出現仍存在個別差異。因此，行為心理症狀會比核心症狀還要難以診斷，而且**需要個別應對**。這時，家人的應對方式就很重要了。

如下頁所示，行為心理症狀之中出現頻率最高的是「躁動、激動」、「意欲減退」、「抗拒照護」、「不悅、焦躁」等等。這些症狀也會對照護者造成莫大的壓力。

另外，由於行為心理症狀比核心症狀需要付出更多的心力照顧，所以家人**很難獨自一人應對**也是事實。尤其如果是老老照護或雙失照護（由失智症患者照顧失智症伴侶），情況就

行為心理症狀的出現頻率

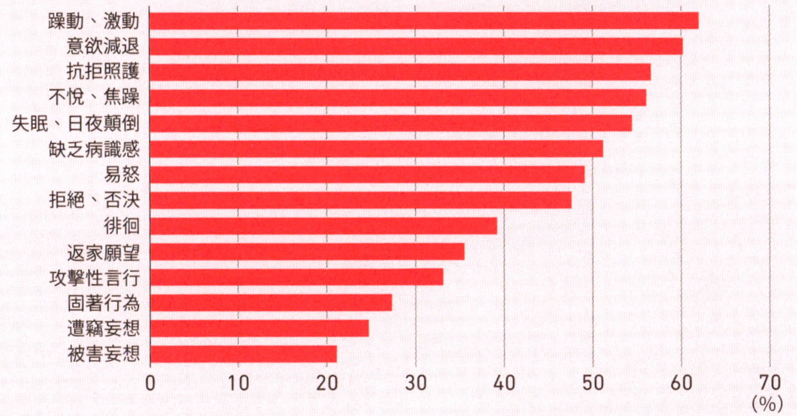

秋田縣介護支援專門員協會、秋田市社會福祉協議，2014

會更加嚴重。

要是覺得「自己一人應付不來」，就請積極利用照護服務機構。若抱著身體上的疲勞、精神上的疲勞、對金錢的不安持續忍耐，就會進入到**名為「照護憂鬱」的狀態**。

個性愈是認真的人愈會想要由自己獨自承擔一切，但那樣做只會陷入遲遲下不了判斷的艱難處境。

請將照護保險制度所提供的照護服務、日照中心、入住設施也一併列入考慮，選擇更為理想的做法。

針對入住設施的理由進行調查，會發現最主要的原因是「不潔行為（亂尿尿、玩糞）」、「日夜顛倒、失眠」、「徘徊」、「疲於照護、照護負擔」、「無法移開視線」等。

行為心理症狀有著從年輕時**就有的個性、資質會激進化**（顯著地表現出來）的特徵。當家屬

入住設施的主要原因

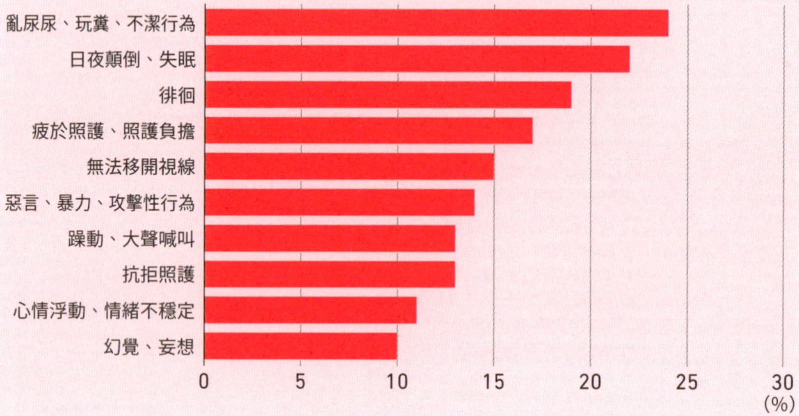

松浦美知代：心靈科學,161：66-71，2012

注意到「爸爸突然變得易怒」時，很難判斷那究竟是疾病所引起，還是他原有的氣質開始顯現出來了。

另外，若家人對其嚴厲斥責，患者的怒氣只會更加強烈。許多易怒的失智者身邊，都有會對患者採取否定態度的家人。就像伊索寓言中的「北風與太陽」一樣，想要平息患者的怒氣，必須要先有身旁家人的溫暖關懷。

冷靜觀察患者的言行和態度
增加幫助醫生做出診斷的依據

那麼接下來，我們將詳細探討代表性的行為心理症狀。請在向醫生諮詢之前冷靜地觀察患者的症狀，收集有助於做出判斷的依據。

❶ 憂鬱

據說約有30%的阿茲海默症會合併發生憂鬱（情緒低落的狀態）的症狀。會出現悶悶不樂、表情陰沉、經常發表悲觀言論、明顯常有自責言行之類的徵兆。另外，也有可能會變得足不出戶或食慾降低。

原因雖然有很多，不過大致上有搬家或入住設施等**巨大環境變化**所造成的不安；**配偶、家人或親人離世的死別**；社交孤立或不安；**經濟窮困帶來的不安**等等。若是這種情況，可望透過重新調整環境或更改藥物獲得改善。

❷ 躁動、焦躁

總是心情煩躁，持續處於無法冷靜下來的不穩定狀態。

會為了小事情生氣、激動亦為其特徵。抗拒或拒絕照護、破壞物品、態度具攻擊性、言行粗暴等狀況也會變得明顯。

隨著認知功能下降變得無法理解狀況之後，患者會愈來愈感到不安。由於**無法順利地表達內心的不安**，因此患者本人也會覺得很痛苦。因為有不少患者在轉換心情及改變環境之後得到改善，建議各位不妨積極利用照護服務。

❸ 失控

意指平常**受到壓抑的情緒或行為外顯出來**的狀態。

一旦陷入這種狀態，會因為給周圍其他人造成麻煩而遭到孤立。特徵是會對刺激，衝動地做出反應、依照本能行動、做出任性舉動等等。

由於也有些案例會大鬧或怒吼，應付起來相當辛苦。

❹ 被害妄想

超越純屬誤會的範疇，堅信現實中並未發生的事情且難以訂正的狀態稱為「妄想」。妄想有各式各樣的種類，表現出來的狀況因人而異。

像是宣稱東西被偷的**「遭竊妄想」**、主張有人在說自己壞話的**「被害妄想」**、相信自己被家人遺棄的**「被拋棄妄想」**、主張配偶不忠的**「嫉妒妄想」**等。

❺ 幻視

幻視的意思是看見實際上並不存在的物品或人物，並且深信不疑。這種症狀常見於路易氏體型失智症和帕金森氏症的患者。患者可以非常真實地看見小孩子或小動物的身影。又或者把地板上的垃圾看成是蟲子、覺得牆壁在動、有什麼人在自己家裡等等。

請不要劈頭就予以否定，並針對幻視的內容質問對方，只要**與患者共享他眼中的世界**，患者便會恢復冷靜。

❻ 徘徊

患者會不分晝夜地外出，持續步行直到抵達目的地。目的地五花八門，有可能是從前居住過的房子或朋友的家，不過有時會走著走著就忘了自己的目的是什麼。

由於開始有徘徊症狀之後，家人便會**片刻都無法移開視線**，因此會帶來很大的負擔。

擔憂期 01

躁動、焦躁

變得總是很不開心且易怒，以前明明不是這麼愛亂發脾氣的……

•••本人是怎麼想的？•••

自己也不知道為什麼，整個人就是冷靜不下來

好多事情都無法順利做到，
心情變得很不安

↓

大家都不了解
我的心情！

↓

不准無視我！

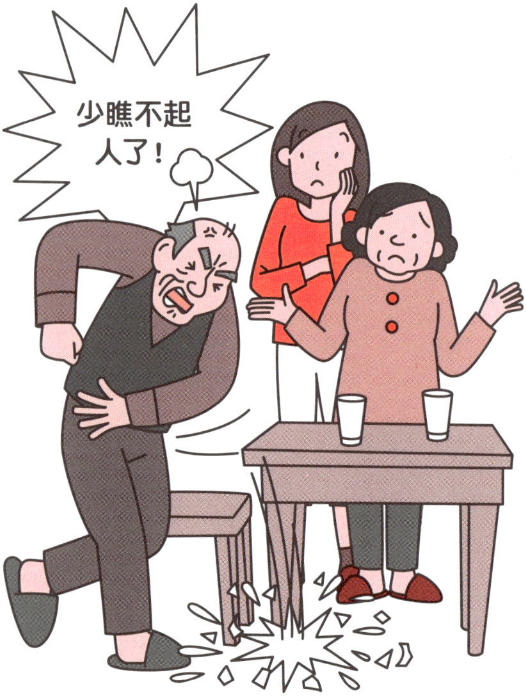

NG 為什麼要這麼做？亂發脾氣真是差勁透了

行為心理症狀之中最常見的，就是名為「躁動、焦躁」的症狀。整個人總是很煩躁、冷靜不下來，會為了一點小事情就情緒激動。由於患者也不知道自己為什麼會這樣，用「居然××真是差勁透了」這樣的話來責備對方也只會令他更加激動而已。

這樣也NG

- 反過來大罵「你夠了沒有！」
- 拋下一句「你如果要那麼做，我就不管你了」後離去。

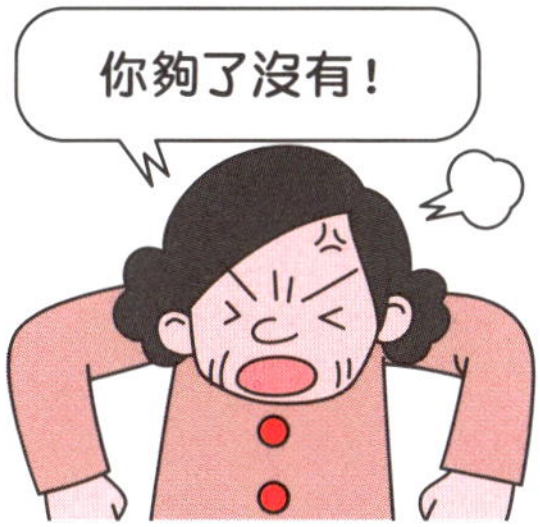

OK 居然會亂發脾氣，不像是平常的爸爸。告訴我你是哪裡不開心吧

患者在出現「躁動、焦躁」的症狀時，多半連他自己也無法解釋煩躁或激動的原因。那就沒有必要追問原因，只要告訴對方「儘管跟我說」，表現出願意接納對方情緒的態度就好。若患者不願意開口，就溫柔地說「待會再告訴我吧」。

這樣也OK

- 靜待患者的情緒緩和、平靜下來後再跟對方說話。
- 提出「別人送我很好吃的點心，我們一起吃吧」的邀請，轉移注意力。

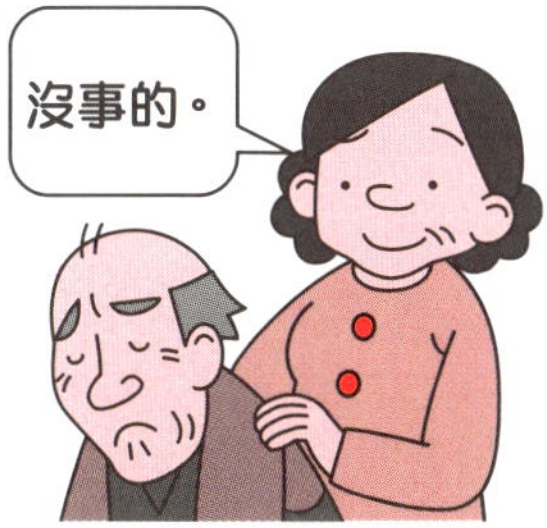

深入了解

失敗時不責備、成功時給予感謝，藉此避免煩躁或激動的情緒產生

「躁動、焦躁」是代表性的行為心理症狀之一。代表性症狀有以下幾種。

- 心情煩躁，冷靜不下來。
- 為了小事情生氣。
- 沒來由地情緒激動。
- 言行變得具攻擊性。
- 使用暴力。
- 弄壞東西。
- 拒絕、抗拒照護。

接下來要介紹的「失控」因為是對刺激產生的衝動反應，所以容易鎖定原因，但是會觸發「躁動、焦躁」的原因卻有很多。

像是自己想做的事情無法順利進行、因為別人拜託的事情太複雜而著急、覺得只有自己受到阻撓……諸如此類的情境，由於會隨狀況產生變化，即便追究也很難查出原因。

家人在照護患者時，請當心避免將有可能失敗的複雜工作交給對方。然後即便後來失敗了也不要責備，而是認同「做到的事情」並給予感謝。

舉個例子來說，假設今天家人拜託老奶奶下廚煮飯。

雖然老奶奶做出來的菜和味噌湯口味很重，實在稱不上「好吃」，但是米飯煮得非常好。這種時候，請不要刻意提及調味，只要說「米飯煮得真好吃」、「下次再麻煩妳煮了」來予以讚美，餐桌上的氣氛就會變得融洽，所有人也都能夠擁有好心情。

下一次再拜託對方做事時，可以稱讚「因為媽媽很會煮飯」，然後就只將煮飯這件事交給對方。

請記住，家人的正確應對方式能夠有效抑制負面情緒。

支援上的建議　傷害長輩自尊的一句話會成為「語言暴力」

忘記和別人的約定或請託時，患者本人也會覺得「糟糕了」。這種時候，如果還被家人當成麻煩人物看待，患者的自尊心就會受損。因為心靈受到傷害而感到不安，進而會為了一點小事情就情緒激動。

「你真的很沒用耶」、「拜託振作一點啦」、「你連這種事情都做不到嗎？」請記得家人不經意之間的一句話，有可能會成為粉碎老爺爺（或老奶奶）自尊心的「語言暴力」。

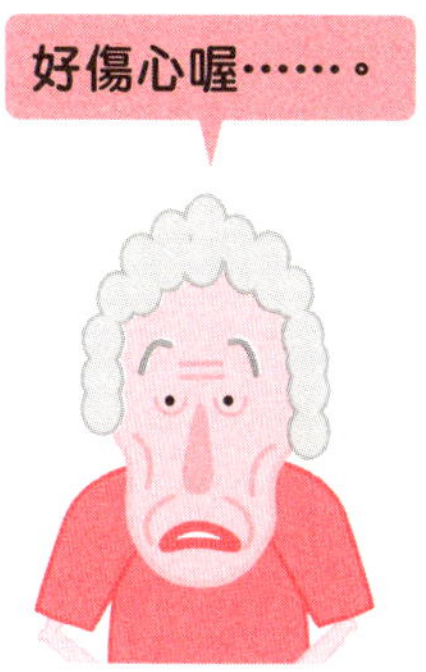

擔憂期 02

失控

為了排隊結帳的眾多人潮而大發雷霆！明明平時個性沉穩，怎麼會這樣？

‧‧‧本人是怎麼想的？‧‧‧

都是因為大家拖拖拉拉的才會遲遲輪不到我

結帳櫃台前排了好多人，
遲遲輪不到自己

↓

想要早點買完東西
好煩躁，動作快一點！

↓

等太久了吧，真不像話（怒）

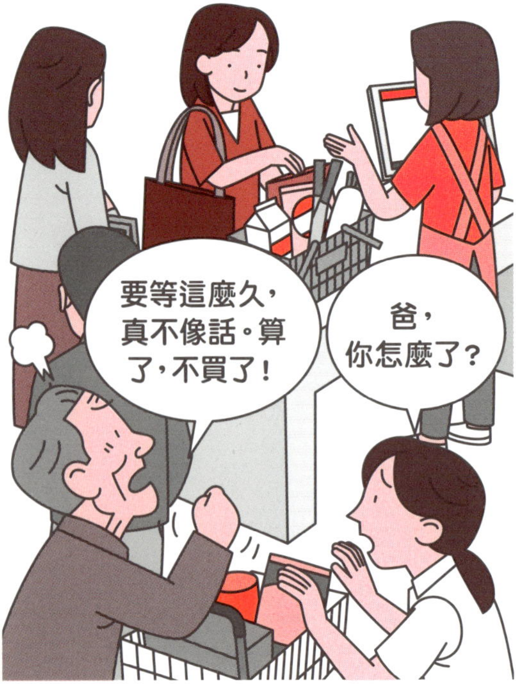

NG 怎麼搞的？大家都在乖乖排隊，拜託你別這樣，很丟臉耶！

由於行為心理症狀使得患者無法克制內心的衝動，因此即使拜託對方「拜託別這樣，很丟臉耶」也不會有效果。無論好聲好氣地勸導，還是說服對方要遵守規定，患者還是會做出同樣的事情。請理解這是患者自己所無法控制的反應。

這樣也NG

- 對生氣的老爺爺發火。
- 勸導對方「不要這麼生氣」。
- 說服對方「要遵守規定」。

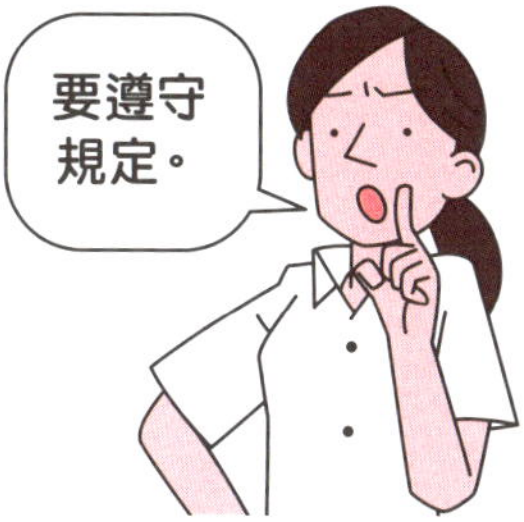

OK 你等我一下，我去幫你採買！我們在○○的地方碰面吧

由於患者正處於無法忍受繼續在原地等待的狀態，建議可以請對方將錢包交給自己保管，由自己代為進行採買。比方超市的休息區、特定賣場，如果是開車來就在車上等，只要指定碰面的地點，就能使其從「等待結帳的狀態」中解脫。

這樣也OK

- 詢問並聆聽對方生氣的原因，但不予以否定。
- 「對了，○○怎麼樣了？」像這樣拋出其他話題。

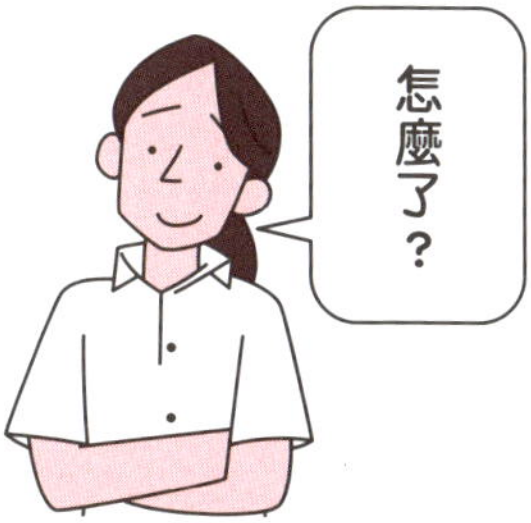

深入了解

理解並冷靜地接受本人無法控制的現實

「無法忍受」、「無法等待」是符合行為心理症狀（BPSD）中「失控」的行為。

這是因為一旦失智症使得壓抑的神經網絡受損，人就會變得**難以控制自己的情緒**。

平時，我們在生活中都會觀察周遭的情況，一邊做出「現在當場這麼做會不好」的判斷，一邊自己克制自己的行為。

而當這份抑制無法自行控制時，便是一種「失控」的狀態。

除了先前舉出的例子，「失控」還會出現以下幾種行為。

- 不對初次見面的人客氣地說話。
- 在嚴肅的儀式中哼歌。
- 沒付錢就將商品帶回家。
- 偷窺他人的臥室或浴室。
- 在路邊小便。

由於患者本人並非故意做出失控舉動，自然也就不會產生罪惡感。因此，即便責備失智者的失控行為，或大呼小叫地警告對方，問題依舊不會得到解決。反而還可能因為給予對方新的刺激，使得情況愈來愈惡化。

這種時候，其實照護者所需要做的是**展現包容的態度**。明確詢問並且接納對方的理由而不予以否定，然後再溫柔地勸告對方「要遵守規定」。

假使照護者無論如何都難以忍受，建議不要試圖當場解決問題，**先稍微和患者拉開距離**。過了一陣子之後，患者的激動情緒也會緩和下來。

另外，失控也有機會透過利用日照中心等進行環境的調整，或是重新檢視處方用藥以獲得改善。

支援上的建議

額顳葉型失智症有可能會出現反社會行為

額顳葉型失智症是因為大腦的前額葉和顳葉萎縮所引起的失智症，發病年齡比阿茲海默型失智症來得更年輕。

這種失智症會明顯出現「每天同一時間採取相同行動」、「堅持吃相同食物」之類的行為。另外，由於會變得無法克制自己的慾望、完全照著本能行動，因此也會做出偷竊等反社會行為，然而就算責備對方，本人也不會覺得自己犯了罪。

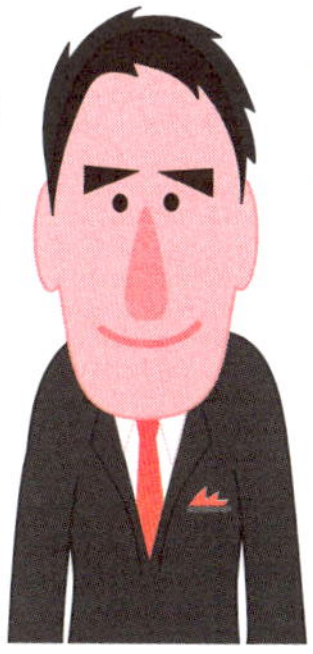

擔憂期 03

憂鬱

總是悶悶不樂、無精打采，表情也很陰沉，母親本來個性很開朗，怎麼會這樣？

‧‧‧本人是怎麼想的？‧‧‧

**也不知道為什麼
就是提不起勁**

無論做什麼都覺得沒意思，
感覺興致缺缺

↓

反正我大概
做什麼都會失敗……

↓

對於未來充滿不安

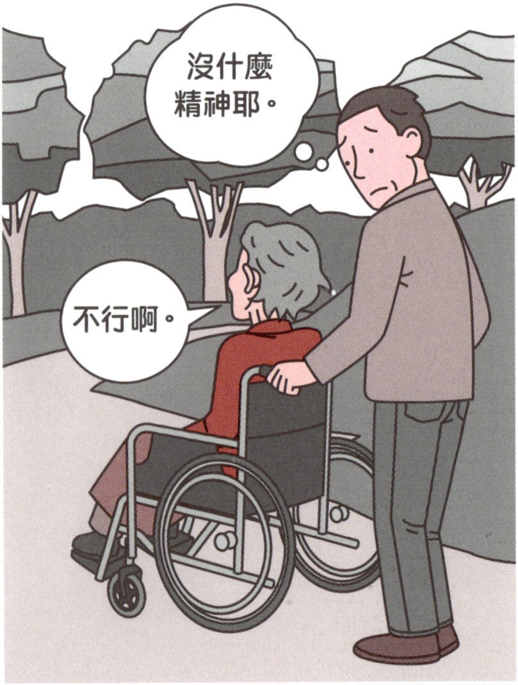

NG 必須打起精神才行 要是不振作一點就傷腦筋了

人一見到對方有氣無力的樣子，就會忍不住想要對方「打起精神來」。可是在這種「憂鬱」的狀態下，即便受到鼓勵或聲援，患者本人也是束手無策。甚至還可能會覺得「就算受到激勵，我也無法回應對方的期待」，結果反而造成反效果。

這樣也NG

- 明明患者已經表示拒絕，卻還是帶對方去購物。
- 認定「做點輕度運動比較好」，強迫對方去散步。

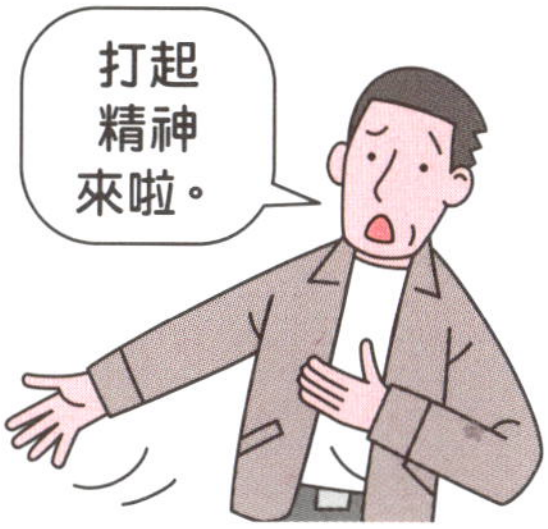

OK 告訴患者「我會陪在你身邊，不用擔心」然後靜靜地守護對方

「憂鬱」隨失智症加重而產生的原因，每個人都不盡相同。由於有可能會需要接受藥物治療或心理治療，建議請先向醫生諮詢。照護時，打造一個能夠令患者感到安心的環境最為重要。請不要否定及強迫患者，要告訴對方自己會在身旁支持他。

這樣也OK

- 播放患者會喜歡的音樂，待在房間一起聆聽。
- 購買患者喜歡的食物一起享用。

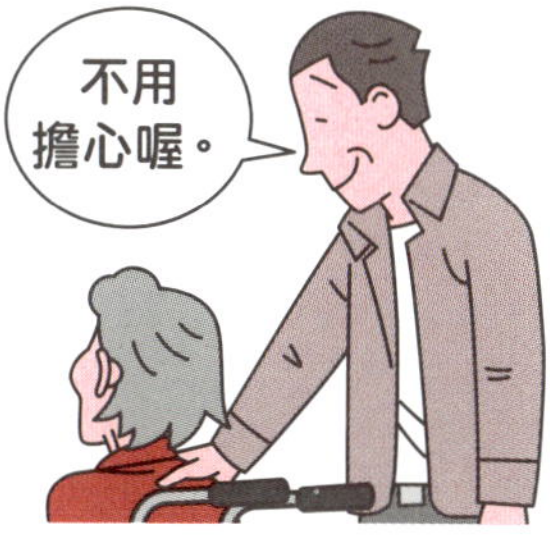

深入了解

阿茲海默型失智症容易讓垂直思考的人產生憂鬱症狀

資料顯示，阿茲海默症患者中約有30%的人都會出現這個憂鬱症狀。一旦陷入憂鬱狀態，就會感覺總是悶悶不樂、意志消沉，並且經常做出悲觀的言論。像是「反正像我這種人～」、「都是我的錯～」這種責備自己的言行也會變得明顯，整顆心充滿了不安、絕望、悲傷的情緒。

像這樣對於心理不安定的狀況，**會在自己身上找尋原因這一點，堪稱是容易變得憂鬱之人的特徵**。

垂直思考是直線型地去追究一件事情的原因，而這種人一旦遇到不好的事情，就會在自己身上找原因，無法不負責任地將過錯歸咎於他人。這種思考模式就好比長年養成的習慣，很難憑藉自己的力量跳脫出來。

人們常會說「愈認真的人愈容易得憂鬱症」，而這句話可以說也同樣適用在失智症的憂鬱上。**個性愈認真、耿直、勤勉的人，就愈容易陷入這種思考模式中**。

另一方面，也有些情況不是源於阿茲海默症，而是因為**生活環境發生巨大改變**才引起憂鬱症狀。這時，可能導致引發憂鬱的情況有以下幾種。

- 配偶或家人、親人離世。
- 搬家或入住設施。
- 社交孤立或經濟窮困。

無論原因為何，出現憂鬱症狀後請務必及早向醫生諮詢。有可能可以透過投藥或心理治療緩解症狀。

另外，在身旁照顧的人請不要強迫患者，而要配合對方的步調給予陪伴。重點是不要鼓勵對方「加油！」而是溫柔地告訴對方「我會陪著你，沒事的」才是理想的做法。

支援上的建議

最近常聽到的「冷漠」是什麼？和憂鬱有何不同？

「冷漠（Apathy）」是一種對所有事情都提不起幹勁的狀態，也就是意欲減退的意思。不僅如此，如果主動性（自發行動的能力）也降低，外出的機會便會減少。不久後就會嫌與他人見面很麻煩，進而演變成「足不出戶」的狀況。

冷漠和憂鬱的不同點在於患者本人是否感到痛苦。儘管看起來都一樣，但是冷漠並不會伴隨會在憂鬱中見到的寂寞、孤獨等負面情感。

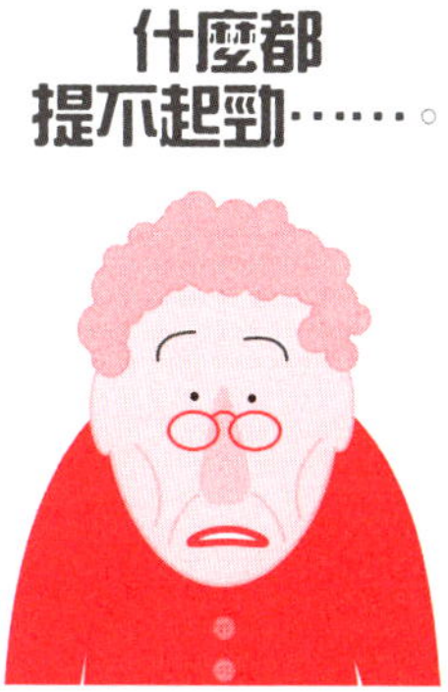

擔憂期 04

被害妄想

「重要的存摺不見了！」「是你偷的吧」像這樣懷疑家人

・・・本人是怎麼想的？・・・

之所以會找不到存摺是因為被某人偷走了！

存摺非常重要，
所以要換地方保管

↓

忘記自己藏起來，
也忘記藏在哪裡

↓

啊，存摺不見了！

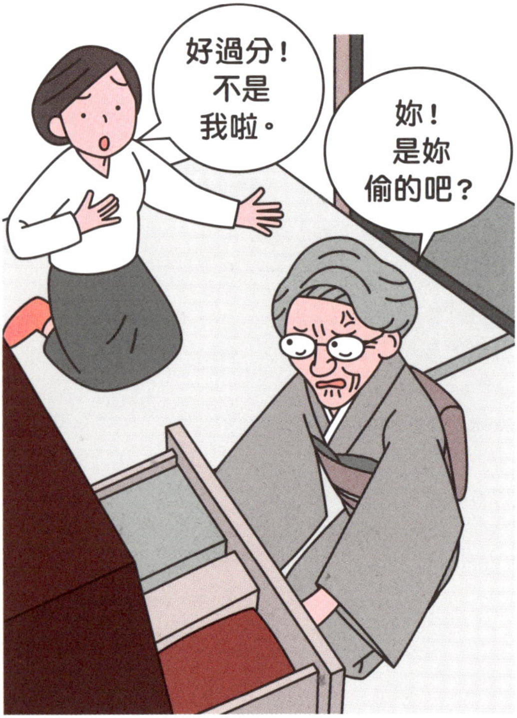

NG 強力反駁「怎麼可能是我偷的！」之後無視對方

即便是家人，一旦被懷疑「是你偷的吧」自然會氣到忍不住強力反駁，但是由於患者對此深信不疑，所以完全無法接受。因此即使出言解釋「我沒有偷」，對方也不會相信。所以請和患者一起尋找，直到找到存摺為止。

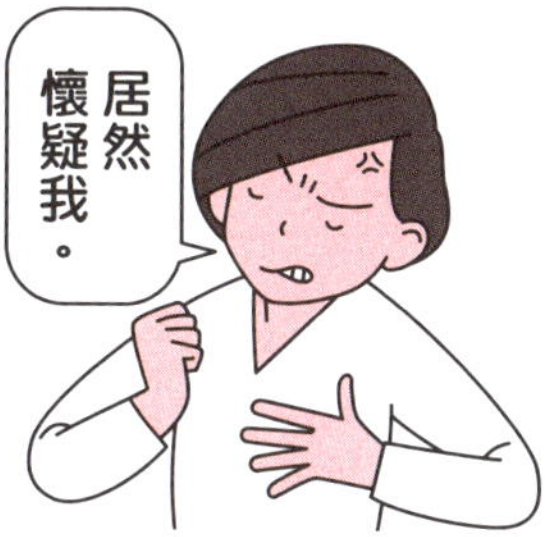

這樣也NG

- 告訴對方「我來幫你找，你不用擔心」。
- 撒謊騙對方「明天我會聯絡銀行，請他們凍結帳戶，所以不會有事的」。

OK 先說「媽，妳誤會了啦」予以否定，然後提議「我們一起找吧」

即便察覺到放在哪裡，也不要自己一人尋找。就算找到存摺了，也會被懷疑「因為你是犯人才知道藏在哪裡吧」。請一定要和患者一起找。只要在患者本人面前找出來，對方很有可能就會接受「原來是我誤會了」這個事實。

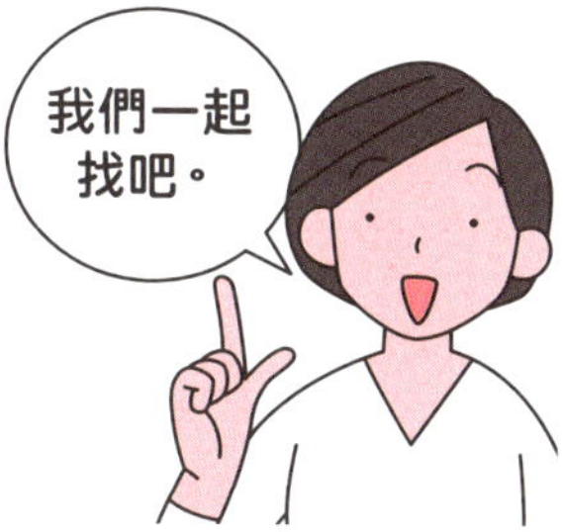

這樣也OK

- 全家總動員一起尋找。
- 向對方解釋「不要緊，印鑑還在這裡。明天再向銀行申請新存摺就好」。

深入了解

請先理解從焦躁到產生妄想的「負面循環」流程

明明實際上沒有被偷，患者卻深信不疑地斷定「被偷了！」的症狀，是失智症之被害妄想中的一種遭竊妄想。

所謂妄想是一種超越誤會的範疇，對現實中不可能發生的事情深信不疑的狀態。由於患者非常堅信他以為發生的事，因此即使用道理解釋、說服對方「不是那樣子！」對方也不會輕易接受。

被害妄想的症狀因人而異，除了遭竊妄想外還有以下幾個例子。

- **被害妄想**……住在附近的鄰居都在說自己的壞話。
- **被拋棄妄想**……自己被家人遺棄了。
- **誇大妄想**……自誇地說「我是這間設施的老闆」（實際上是謊言）。
- **嫉妒妄想**……配偶出軌了（132頁）。

接著請參考131頁的下圖。這是根據遭竊妄想的負面循環所製成的圖表。

因為深信「存摺（金錢）很重要」於是產

生焦躁（著急的情緒），進而做出將存摺藏起來的舉動。

之後，由於記憶障礙令患者遺忘自己已經將其藏起來的這件事情，於是滿懷不安地翻找原先用來保管存摺的衣櫃，結果發現存摺不在那裡。接著又因為判斷力下降的關係，所以做出「是某人偷走了」的推測，並且妄想為「犯人是媳婦！」。

即便有找到存摺、暫時解決了問題，卻還是無法就此放心。由於只要開關再次啟動，就又會進入同樣的負面循環，因此非常需要負責照顧之家人的耐心守護。

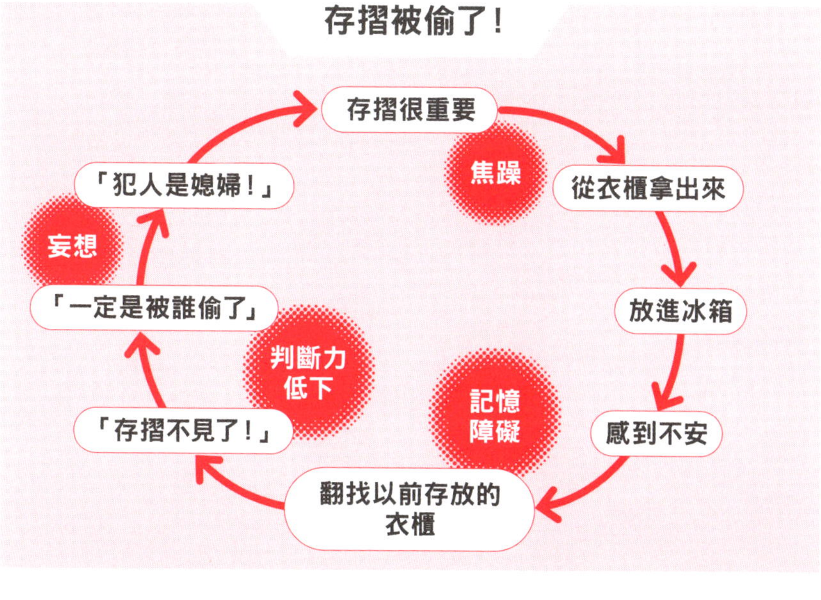
存摺被偷了！
存摺很重要
焦躁
從衣櫃拿出來
放進冰箱
感到不安
記憶障礙
翻找以前存放的衣櫃
「存摺不見了！」
判斷力低下
「一定是被誰偷了」
妄想
「犯人是媳婦！」

擔憂期 05

嫉妒妄想

堅信妻子外出是因為「外遇了」的丈夫之心境為何？

・・・本人是怎麼想的？・・・

老婆又要穿著漂亮衣服出門赴約！

最近，老婆經常精心打扮地外出

↓

不僅穿著盛重還畫了妝

↓

和情人見面？外遇？

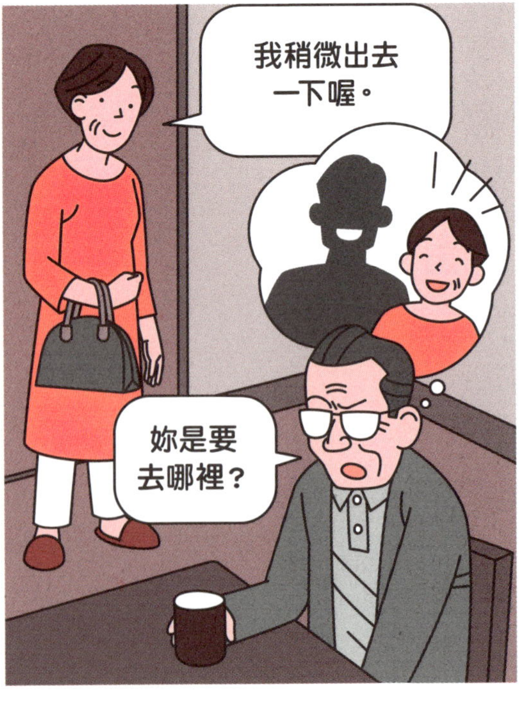

NG 我怎麼可能會外遇！老公，你是不是不正常啊？

就算對堅信「配偶外遇了」的人反駁「我不可能那麼做」，對方也不會輕易接受。即便有邏輯地解釋或拿出證據來，多數情況下也無法消除對方心中的懷疑。而且即使接受了，也會因為某種契機而再次陷入妄想之中。

這樣也NG

- 提出「既然你這麼懷疑，要不要跟我一起出門？」的邀約。
- 威脅對方「你要是不相信我，那麼我們就離婚」。

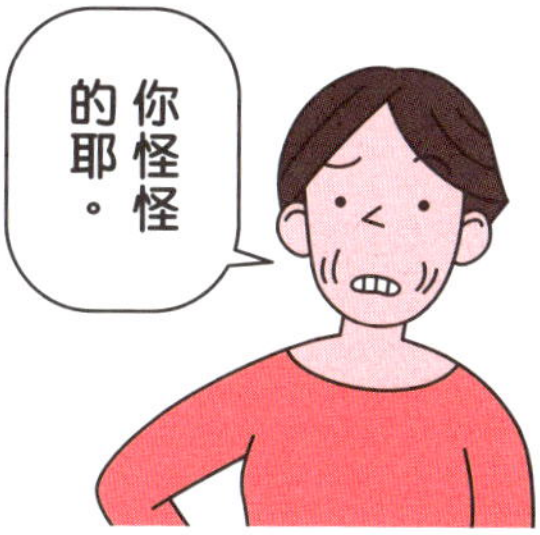

OK 接受「誤會也是沒辦法的事」之事實，並告訴對方「你不相信我，讓我很傷心」

自己一人解釋了還是得不到信任時，可以拜託家人（女兒或兒子）幫忙解釋這只是誤會一場。請展現出患者（丈夫）對自己（配偶）有多麼重要。不要使用否定的措辭，接納並包容對方的心情。

這樣也OK

- 告知外出的目的，並試著提出「要跟我一起去嗎？」的邀約。
- 從外面打電話告知返家時間。

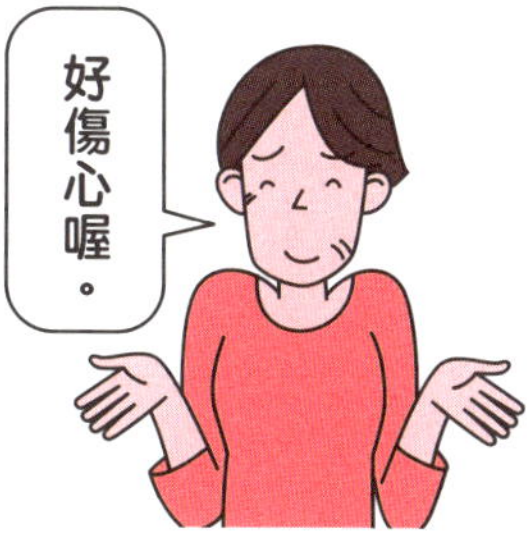

深入了解

需要家人協助以解開嫉妒妄想的誤解

據說這裡所舉出的嫉妒妄想，發生在男性身上的比例較女性為多。雖然無法明確地解釋原因為何，不過如果是工作退休的年長者，那麼就有可能是**因為比起男性，女性一般來說與社會的連結較深**。

女性能夠透過和女性友人共享午餐、購物來抒發壓力。

見到外出機會比自己多的妻子興高采烈的模樣，做丈夫的於是產生「好開心的樣子↓因為要和情人見面所以很開心？↓在外面有小王了？」的懷疑。

即使起初只是懷疑，同樣的情況經歷過幾次之後，懷疑就會轉變成確信。

另一方面，也有可能是因為平時妻子對丈夫的態度冷淡，導致不斷累積的壓力變成了心理因素。

這個嫉妒妄想除了失智症外，有時也會源於思覺失調症、憂鬱症等精神疾病。由於其中也有一些發展成像「奧賽羅症候群」一樣異常嫉妒和妄想的例子，因此必須特別留意。

遺憾的是，目前嫉妒妄想對專科醫師而言也是一項棘手的失智症症狀。患者嫉妒妄想的程度如果很嚴重，有時也只有夫妻分開生活一途可行了。

請不要以為「哎呀，老公你又在吃醋了」地不當一回事。**請兒女協助，全家一起認真商量才是理想的做法**。

夫妻兩人一起外出用餐或是出門來趟旅行也很有效。

另外，接受身心科的諮商也是一個有效的改善方法。諮商師（第三者）的介入還能幫助夫妻雙方重新檢視自己與伴侶的關係，因此值得推薦一試。

支援上的建議 若對嫉妒妄想置之不理，將會引來意想不到的麻煩

如果將失智症所造成的嫉妒妄想放著不管，有可能會發展成意想不到的麻煩。但當患者堅信一件事情時，假使身旁的家人或照護者強力介入，反而會使患者萌生不信任感。

請務必多加留意，避免患者產生「大家聯合起來騙我」的想法。體諒隱藏在嫉妒妄想背後的不安情緒，像是全家出門旅行或露營等等，增加大家一起行動的機會也是一個辦法。

在露營時
好好談心。

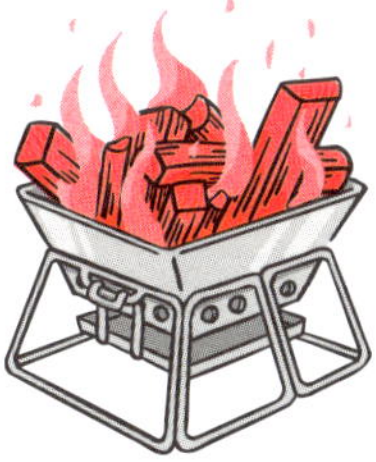

擔憂期 06

幻視

「你看！那邊有個小女孩」

看到無形的東西是因為靈感很強？

・・・本人是怎麼想的？・・・

有個小女孩站在那邊！
那孩子是誰？

每到晚上，就會看見
小女孩站在房間外面

↓

詢問家人
卻沒人理會我

↓

那孩子是鬼嗎？

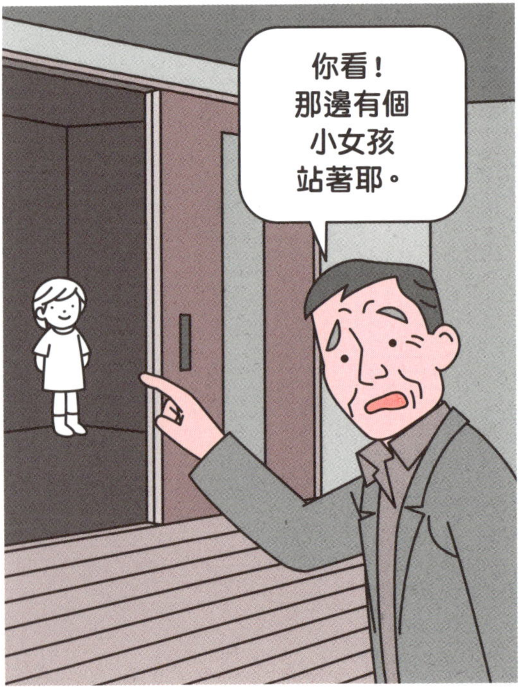

NG 爸，拜託你振作一點！大家不是都說「沒有人」嗎？

看到沒有的東西是名為「幻視」的症狀。由於患者本人確實有看見對象（主要是小孩子和動物等），因此就算周圍其他人表示「沒看見」，對方還是不會相信。將對方當成病人看待有可能會失去他的信任，所以請務必注意言行。

這樣也NG

- 拍照給對方看，要對方接受那邊沒有人的事實。
- 反駁對方「一個小女孩怎麼可能這種時間還在外面遊蕩」。

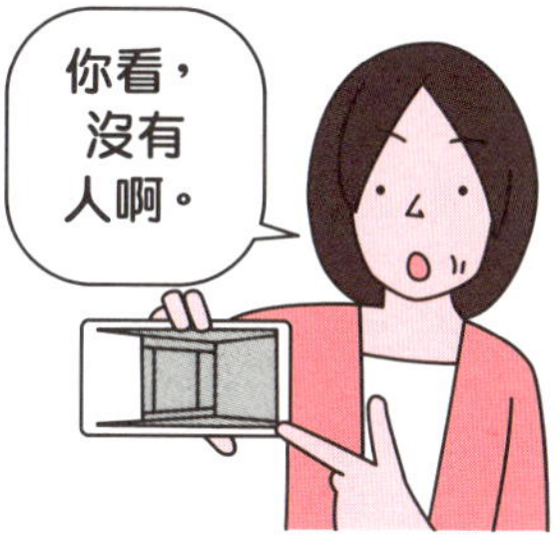

OK 請患者描述自己看見什麼樣的人，耐心聆聽到對方滿意為止

不要劈頭就否定患者的發言和行為這一點很重要。對患者而言確實有看見對象。即使在客觀的判斷下那很顯然是幻視，也不要無視對方的發言。不要否定「看得見」這件事，耐心地聆聽患者的說法直到對方滿意為止。

這樣也OK

- 不要劈頭否定幻視，聆聽一陣子後再拋出其他話題。
- 提議「我們一起去找找看吧」，在家裡到處走動。

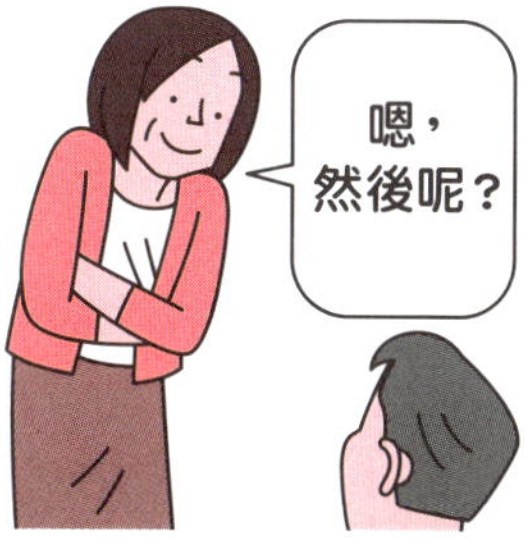

深入了解

不要追究是否真的存在，對「看得見」這件事予以尊重

失智症所造成的「幻視」，是一種會看見實際上不存在之物的症狀。路易氏體型失智症為其成因，目前已知有很高的機率會出現幻視的症狀。

羅患路易氏體型失智症的人在一開始時認知功能會下降，之後還可能出現類似帕金森氏症的運動障礙。根據報告指出，幻視也是帕金森氏症的症狀之一。

幻視多半出現在傍晚到晚上，患者會很清楚記得自己看見的東西。由於患者並不知道幻視是疾病的症狀，因此周圍其他人若劈頭就予以否定，有可能會傷到對方的心，這一點要特別留意。

建議照顧者和有幻視症狀的人相處時，**要認真並仔細聆聽對方的話**。

以下為幻視的具體事例。

- 家裡有陌生人。
- 牆壁或家具上有很多蟲子。
- 桌子底下站了100個人。
- 把床單的皺褶看成蛇。

另外，這種幻視症狀有時也會因環境變化而引起。比如氣候變化、搬家、住院等，也有人是因為這樣突然看到沒有的東西。抗憂鬱藥物、抗焦慮藥物、安眠藥等也有可能引起幻視症狀。

出現幻視的次數如果變得頻繁，患者本人和周圍其他人都會陷入心情無法平靜的狀態，因此請家人不要有「既然得了失智症，那也沒辦法」的想法，務必及早向醫生諮詢。

在向醫生諮詢之前，建議照顧者可以先將產生幻視的時間、對象、頻率等記錄下來，也是個不錯的辦法。

支援上的建議

容易和失智症混淆的「譫妄」是什麼樣的症狀？

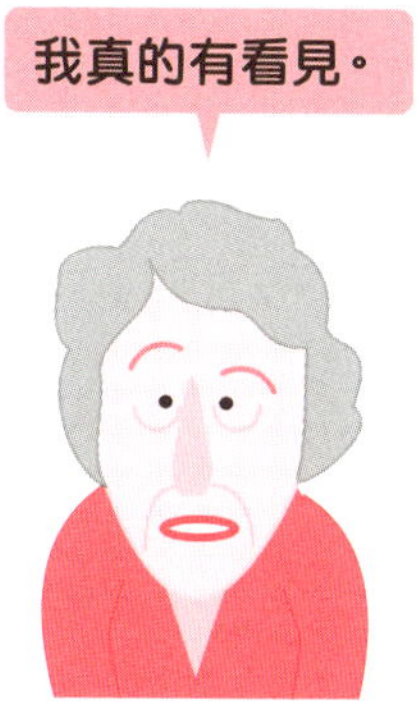

「譫妄」是在意識層級輕度下降的情況下急速發病的症候群，搬家、住院等環境的巨大變化及強大壓力為致病原因。由於會出現焦躁和激動、攻擊性行為、意欲減退、認知功能低下、幻視等與失智症相同的症狀，因此兩者容易混淆，但實際上卻是完全不同的症狀。

如果是失智症則症狀會持續發生，譫妄則因為是暫時性的症狀，所以也有不少人在接受治療及適當的應對處置後就完全康復。

擔憂期 07

日落症候群

明明就在自己家裡，一到傍晚卻說「我差不多該回去了」的原因是什麼？

・・・本人是怎麼想的？・・・

奇怪，這裡是哪裡？我不知道自己身在何處

一到傍晚就覺得不安
傍晚時會感到心緒不寧

↓

想回到可以安心的地方
想回到以前那個家

↓

必須回去自己的家才行

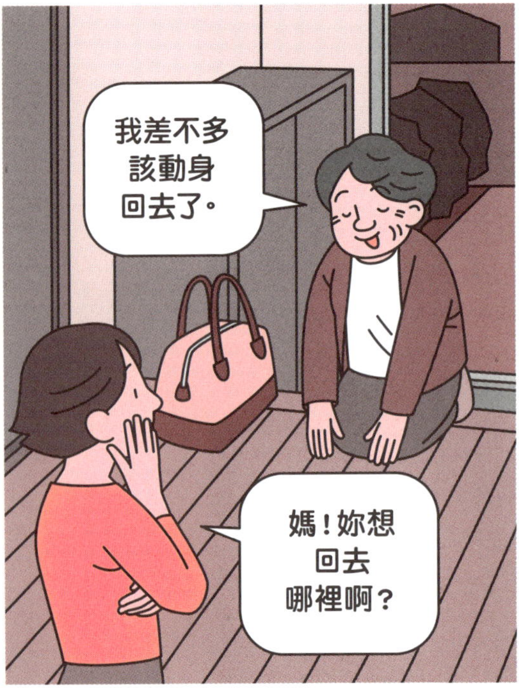

NG 妳要回去哪裡？拜託振作一點！這裡就是媽的家啊

每到傍晚或晚上就會因為不安、焦躁而靜不下心，想要離家回去自己年輕時居住的房子，這種症狀稱為「日落症候群」。一旦出現這種症狀，不要劈頭否定患者的言行非常重要。請努力給予患者安心感。

這樣也NG

- 直接不客氣地說「既然妳那麼想回去那就回去吧」。
- 直白地說「妳已經在〇年前搬來這裡，沒有別的家可歸了」，試圖讓對方察覺自己弄錯了。

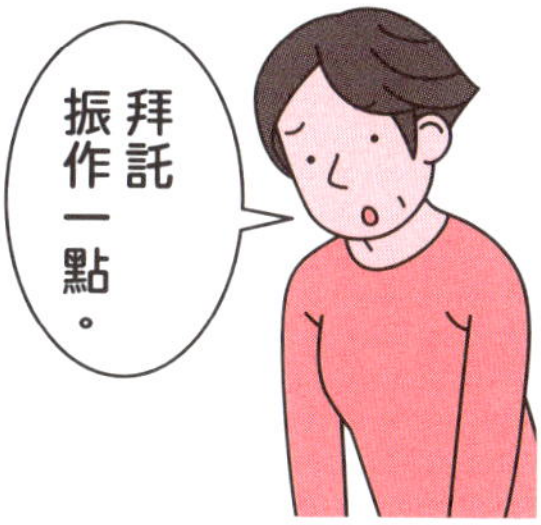

OK 「妳今天想必很累了，不如留下來過夜吧」像這樣來挽留對方，同時聆聽患者怎麼說

由於日落症候群的背後多半隱藏著不安、焦躁的情緒，因此首先請以讓患者安心為第一考量。接受患者的言行，設法使其暫時冷靜下來。聆聽對方怎麼說、喝茶、一起散步等等都是可行的辦法。

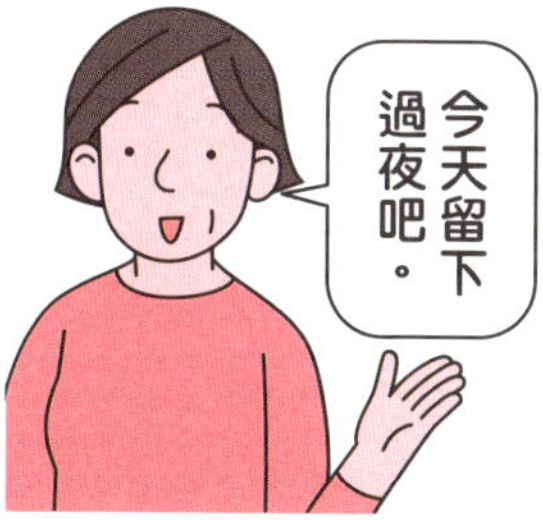

這樣也OK

- 提議「要不要先喝杯茶再回去？」
- 說「我送妳回去」後外出，接著在附近散步一會，觀察患者的情況。

深入了解

不只是傍晚的返家願望，每個人都會出現各種不同的症狀

失智症的日落症候群雖然又被稱為「對場所的定向感障礙」，但由於此症候群中其實摻雜了許多各式各樣的因素，因此無法歸結出單一的原因。

患者一到傍晚就收拾東西、表示「我要回自己的家」，向她詢問「妳回家之後要做什麼？」後，結果得到「我得早點回去幫孩子準備便當」的回答。

「想早點回家」的心願稱為「返家願望」，而這個家多半都是患者在燦爛的年輕時代居住過的家，或是開心度過孩提時代的家。

所以，患者並沒有因為定向感障礙導致認不得現在所在的地方。

具體而言，日落症候群有以下這幾種的因應對策。

- 提供安靜明亮的環境，讓患者保持心情上的平靜。
- 提起往事或患者感興趣的話題，分散注意力。
- 白天讓患者做散步等適度運動，晚上則要促進睡眠。

・倘若出現返家願望的症狀，可以說「我送你回去」後外出散步一陣子（等待患者忘記這件事）。

由於日落症候群沒有明確的定義和診斷標準，而且與會在夜間產生意識障礙或認知功能低下的「夜間譫妄」有許多類似之處，因此乍看之下有時難以區分。

無論是哪一種情形，都有可能帶給家人以及照顧者很大的負擔，因此建議最好及早向醫生諮詢。

積極利用照護服務、重新檢視患者的內服藥等方式，都可望幫助改善日落症候群發生的情況。

支援上的建議　想回自己家是因為現在所待的地方不舒服？

日落症候群的返家願望並非一如字面上只是「想要回家」而已。即便真的有認不得現在所在地點的事實（對場所的定向感障礙），患者所追求的其實是「我家＝需要自己的地方」。又或者是想回到自己從前那段燦爛的歲月、開心快樂的時光。

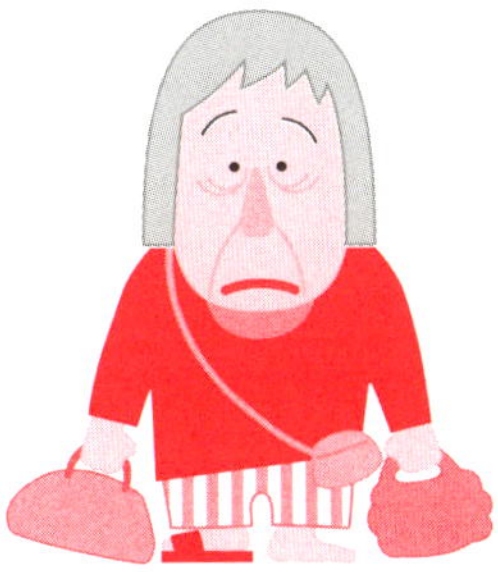

換句話說，患者有可能覺得自己在現在所在之處派不上用場，或是覺得待起來不舒服。請不要有「既然生病了，那也沒辦法」的放棄心態，觀察患者的心情、試著改變對待方式也很重要。

擔憂期 08

徘徊

趁人不注意時外出不歸！全家出動找人，結果在鄰鎮找到

···本人是怎麼想的？···

雖然想不起理由，但就是「想要出去」

忽然有個念頭，
想要去拜訪老朋友的家

↓

為了避免被家人阻止，
於是偷偷溜出家門

↓

奇怪，忘記目的地是什麼了

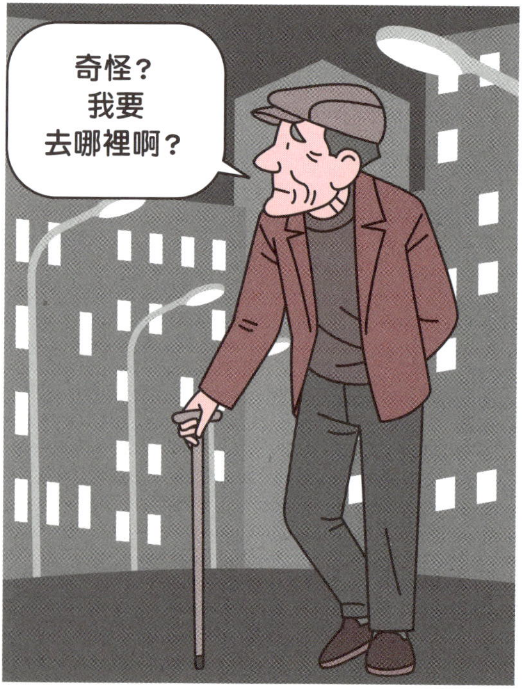

NG 你為什麼要跑出去？我很擔心耶。答應我不要再獨自外出了

一旦出現徘徊的症狀，有時還得拜託警察幫忙找人，非常辛苦。因為患者也多半也會不記得自己外出的理由，所以就算逼問他「你為什麼要跑出去？」對方也無法回答出來。這樣即便斥責「不要獨自外出」也沒有效果。

這樣也NG

- 情緒激動地怒斥「拜託你不要給人添麻煩！」
- 將門窗上鎖，不讓患者離開房間。

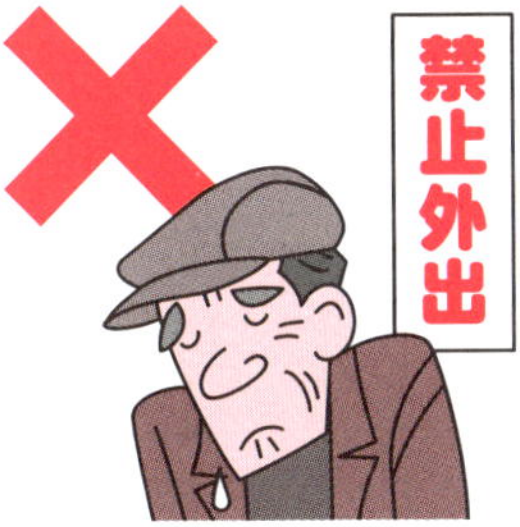

OK 不要劈頭就斥責對方，要為下次徘徊預先做準備

即便向患者詢問徘徊的理由和目的，對方也幾乎會因為忘記了而回答不出來。家人能夠做的就是為下次徘徊預先做好準備。具體方式是登錄地區關懷網絡、事先與患者有可能前往的地方聯繫等等。

這樣也OK

- 提議患者可以利用附GPS功能的手機或是手錶。
- 向地域包括支援中心或自治團體的窗口諮詢。

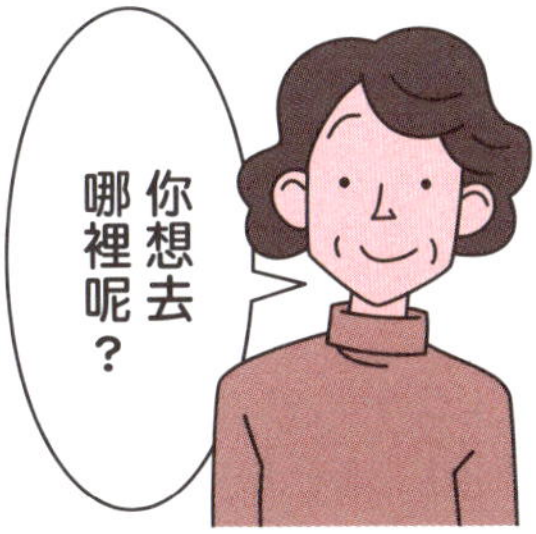

深入了解

即便詢問徘徊的理由和目的也沒用，不如事先準備好事發時的應對措施

「徘徊」並非單純的一種症狀，而是可以解釋成是一種記憶障礙、定向感障礙、注意力障礙、焦躁、失控、幻覺及妄想等複雜交錯的狀態。例子。

徘徊的目的也是五花八門，以下舉出幾個例子。

- 想回去以前居住的房子看看所以出門。
- 想去拜訪朋友家所以外出。
- 回憶起過往的記憶，於是前往以前任職的公司或就讀的學校。

基於各種原因徘徊的人雖然在一時衝動之下離開家中，過沒多久卻便會忘記自己當時離家的目的。

同時，因為時間感也變得遲鈍，所以離家後有可能會連續走上好幾個小時。有些甚至會走了一整晚，隔天才在幾十公里外被發現（偶爾也會搭乘公車或電車）。

實際上，徘徊的高齡者約有一成都是隔天之後才被尋獲。

站在家人的立場，當然會需要採取某種預防的措施，但光是守在家中以避免患者獨自外

出實在是沒什麼效果。因為有不少的例子是，患者巧妙地躲過家人的監視，趁機溜出家門在外徘徊。

假使擔心患者外出徘徊，可以採取讓對方隨身攜帶**附GPS功能的手機或手錶、在錢包上裝附GPS功能的鑰匙圈**等預防對策。

如前所述，造成徘徊的因素非常多且複雜，因此沒有特效藥可以徹底根治，但是當患者心情煩躁、靜不下心或是產生幻覺及妄想時，抗精神病藥物有可能可以發揮功效，因此不妨向專科醫師諮詢。

支援上的建議　當患者失蹤時家人應該採取的行動為何？

當患者失蹤時，會建議向警方尋求協助。前往派出所或警察局也是一個方法，不過還是建議利用警察廣播電臺協尋專線（02-2388-0066）或是撥打110報案。另外，通報警方時，要提供正確的住址、姓名、年齡、體型、長相、當天的服裝等資料。

由於警方要在報案完成、填完報案單後之才會展開正式搜索，因此請先由家人分頭尋找可能的地點，或與地區的關懷網絡聯繫。

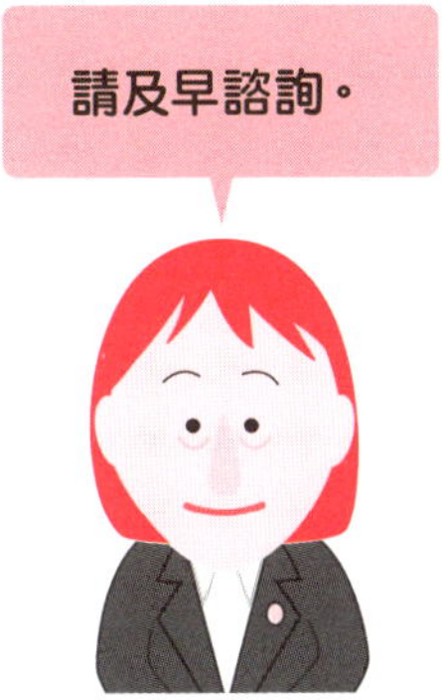

相關知識 04

不使用藥物的非藥物治療是什麼？

失智症的治療方式分為藥物治療與非藥物治療。

藥物治療是以經醫生診斷後開立的「藥物」進行治療，若及早開始服用，能夠有效改善病況以及延緩病程發展。

另一方面，非藥物治療則是不依賴藥物的治療方式。雖然須依症狀而定，不過合併使用藥物治療與非藥物治療有機會讓患者獲得更好的效果。

失智症的行為心理症狀（BPSD）一旦加重，也會給家屬帶來很大的負擔。以下將詳

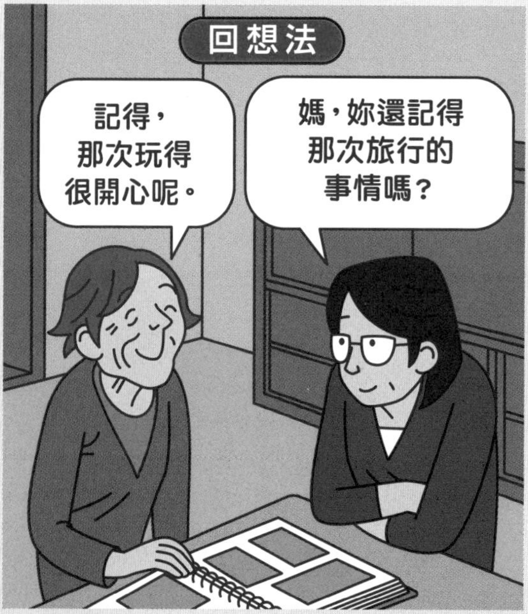
回想法
媽，妳還記得那次旅行的事情嗎？
記得，那次玩得很開心呢。

細解說可望為緩解行為心理症狀帶來效果的非藥物治療。

非藥物治療可大致分為以下3類。

❶焦點放在環境及背景上的治療。
❷焦點放在情感上的治療。
❸焦點放在刺激上的治療。

接下來就一一說明。

首先，「焦點放在環境及背景上的治療」是什麼呢？

這個的意思是改善包含人際關係在內的整體環境，以消除失智症最深處的不安情緒及焦躁感。

人在罹患失智症、認知功能下降之後，會因為產生「我之後會變得如何？」的想法而開始對將來感到不安。這個時候需要做的，是用

行為心理症狀的非藥物治療

焦點放在環境及背景上的治療
- 重新建立與家人的人際關係
- 調整環境
- 考量病前個性，個別應對

焦點放在情感上的治療
- 回想法
- 確認治療

焦點放在刺激上的治療
- 藝術治療（音樂治療）
- 寵物治療
- 園藝治療

能夠讓人安心的話語安慰患者。請由家屬率先開口告訴患者「我會陪著你，所以放心吧，不會有事的。」

另外，在家人及親友之中，是否有人會單方面地斥責或責備患者呢？即使與記憶相關的功能衰退了，與「情感」有密切關聯的記憶卻容易保留下來。重新檢視人際關係，或許能夠讓患者的心情輕鬆許多。

再來是「焦點放在情感上的治療」。以下兩者為一般常見的治療方式。

•回想法

這個方法是透過回溯過往的人生，回想起開心的時刻或充實的時刻，以恢復精神上的平靜。一邊一起欣賞相簿、一邊聊聊往事，藉此讓彼此產生共感，如此患者的心情便會開朗起來。有時記憶障礙也會獲得些許改善。

•確認治療

這是和失智者溝通的一種方式。刻意去勾起患者的負面情緒（悲傷、憤怒、恐懼、不安），接著藉由共感來減輕壓力。也有面對人生之中尚未解決的課題，給予對方支持的意思存在。

最後的「焦點放在刺激上的治療」有以下3種。

・藝術治療（音樂治療）

為圖畫著色、演奏樂器、去陶藝教室上課，能夠促進表現情感及用言語進行表達。各項研究皆已證實，這種治療方式對不安、情緒低落有一定的效果。

・寵物治療

藉由飼養狗、貓等寵物讓精神穩定，提升自發性及積極性。親人的寵物會讓患者感覺自己有了同伴。甚至有些患者雖然忘記同住家人的名字，卻仍記得寵物的名字。

・園藝治療

藉由栽培花草或蔬菜給予腦部刺激。能夠透過與周圍其他人的交流，建立起新的人際關係。也可望發揮增加運動量、預防肌力下降的效果。另外，將收成的蔬菜分送給親戚或鄰居後獲得感謝，也能讓患者的動力更為提升。

Column

重點解析

用於治療失智症的是何種藥物？

以下說明失智症的藥物治療。首先請了解以下4種對症治療（減緩症狀的治療）常用的藥物。

- **Donepezil（愛憶欣膜衣錠Aricept）**
- **Donepezil（ALLYDONE Patch）**

阿茲海默型失智症和路易氏體型失智症的健保藥品。可以改善意欲低下、冷漠、憂鬱等症狀。

- **Galantamine（利憶靈Reminyl）**

輕度及中度阿茲海默型失智症的健保藥品。可改善認知功能及維持日常生活動作。

- **Rivastigmine（憶思能穿皮貼片Exelon Patch、RIVASTACH Patch）**

對輕度以及中度阿茲海默型失智症有效的貼片藥物。經臨床實驗證實，可有效改善患者日常生活動作及減輕照護負擔。

- **Memantine（MEMARY® TABLETS）**

中度阿茲海默型失智症的健保藥品，對注意力障礙、執行功能障礙有效。另外，對焦躁、易怒、攻擊性言行等行為心理症狀也有效果。

為了抑制副作用產生，失智症藥物會從少量開始慢慢增量，然後維持一定的用量。但是當增量過程中出現副作用時，便會減少用量、加以調整。

另外，有時也會將具抑制煩躁、激動作用的漢方藥抑肝散，當成失智症的治療藥物來利用。

第5章

有助於抑制
失智症加重的
預防方法

只要好好進食、定期運動、與人交際，
便能延長健康壽命。
讓身心維持在健康狀態，可有效預防失智症的發生。
本章將舉出六大重點進行解說。

延緩失智症病程發展，可望使健康壽命延長

失智症有著各式各樣的危險因子（可能致病的因素）。其中**最大的危險因子是年齡增長**，人在60歲過後每增加5歲，罹患失智症的機率便會加倍上升。

除此之外，**衰弱（Frailty）**、慢性病、頭部外傷、腦中風、社交孤立、憂鬱、遺傳傾向等，以上這些也都是失智症的危險因子。

雖然無法排除所有的危險因子，但是努力讓身體維持在健康狀態這一點非常重要。這麼做有望使失智症的病程不再繼續發展下去，進而達到延長**健康壽命（需要照護程度1以下的狀態）**之目的。

平均壽命為壽命的平均值，健康壽命則是能夠健康度日的年齡平均值。如左頁的圖表所示，兩者的差距以男性來說約為1.5歲，女性則是3歲左右。平均壽命與健康壽命的差距愈小，能夠和家人一起生活的時間就愈長。

威脅健康壽命的主要原因

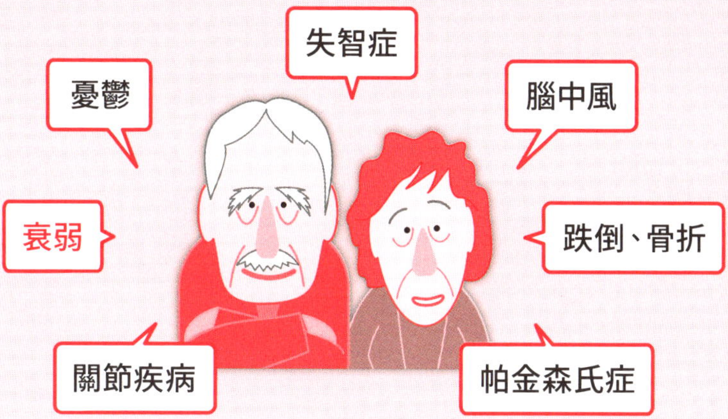
失智症
憂鬱
腦中風
衰弱
跌倒、骨折
關節疾病
帕金森氏症

平均壽命與健康壽命

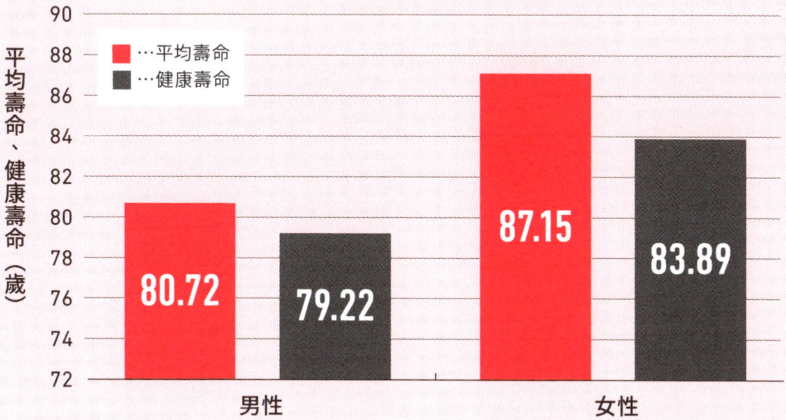

細川陸也，其他，日本厚生指標，67;31-37,2021

只要避免進入衰弱狀態，失智症的發展速度也會減緩

隨著年齡增長，身心功能衰退、與社會的連結變弱的狀態稱為**「衰弱（Frailty）」**。這個衰弱是介於健康與需要照護之間的狀態。

一般而言，衰弱的身體特徵有體重減少、**肌少症（肌肉量隨年齡增長而減少）**、消耗及疲勞感、握力下降、步行速度下降、營養不良（低白蛋白血症）等等。

最為理想的是，希望能避免進入到接近需要照護狀態的衰弱狀態；但很可惜的是，進入衰弱狀態的比例確實會隨著年齡增長而不斷增加。

請見左頁的圖表。從日本人的衰弱得病率來看，70歲時為10%左右，可是到了85歲以上時就有46%的人處於衰弱狀態。

目前已知到了2022年時，日本的高齡者（65歲以上）人口將約占總人口的30%，是全世界高齡人口比例最高的國家。

因此高齡長者要避免今後進入到衰弱狀態，或是設法停留在衰弱狀態不要惡化下去，這一點非常重要。

日本人的衰弱得病率

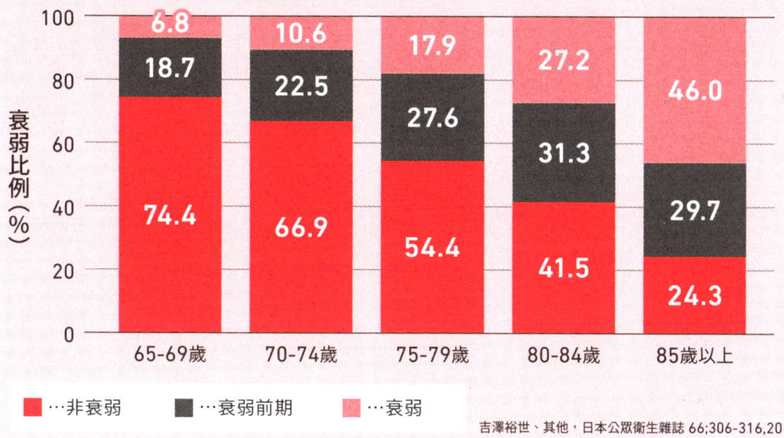

吉澤裕世、其他，日本公眾衛生雜誌 66;306-316,2019

日本厚生勞動省針對**預防衰弱的方法**，提出了以下三大重點。

- 營養（改善飲食）。
- 活動身體（健走、伸展）。
- 社會參與（嗜好、志工、就業）。

也就是說，只要大家好好進食、活動身體、與社會網絡產生連結，便能預防發展成衰弱甚至是失智症。

無論是接下來即將邁入高齡的人，還是現在父母是高齡者的人，都請仔細閱讀與本章所介紹的六大關鍵字相關之建議，重新檢視一下生活習慣吧。

散步

配合自己的體力，盡可能每天散步

根據美國國家衛生研究院（NIH）所發表的指引，運動習慣是最值得信任的失智症預防方法。

每天運動30分鐘左右，罹患失智症的風險便會下降將近30%；也有研究報告指出，走路會促使掌管記憶的腦神經細胞（海馬迴）增加。

另外，長年持續運動還能預期獲得更好的效果。

只要持續從事散步、體操等輕度運動，或是慢跑、游泳等，便可望發揮預防失智症的效果。

只不過，持續從事競技運動之類的高難度運動，並不會得到比較好的結果。由於並不要求運動量和運動強度，因此請注意不要過於勉強自己。

在日本進行的研究也得出了相同的結果。

根據福岡縣的久山町研究[*1]指出，每週運動不到一次的人與每週運動一次以上的人相比，後者的阿茲海默型失智症發病風險低了40%左右。

*1 長年在福岡縣久山町進行的大規模慢性病之流行病學調查。

換言之，運動次數多的人比較不容易罹患失智症。

另外，目前也已知外出、散步時的走路步幅和速度，也與認知功能低下（罹患失智症的容易程度）有關。

如下圖所示，假設走路時**步幅寬大**的人為1，那麼步幅狹窄的人得到失智症的風險約為2.7倍。

步行速度也是一樣，一般認為**步行速度快的人**比慢的人較不容易罹患失智症。

可以的話，請試著比平時稍微拉大步幅、快步行走吧。

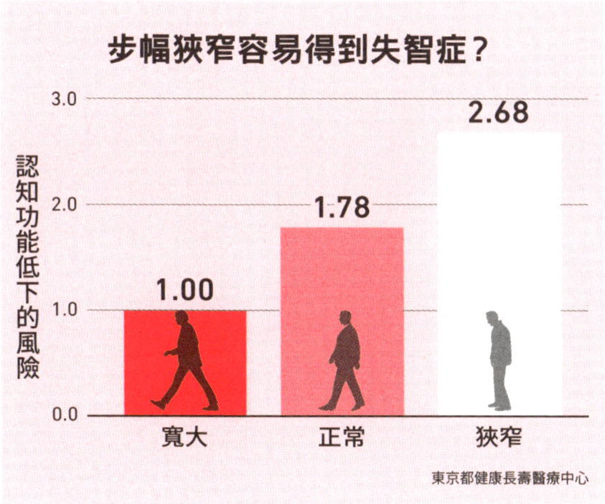

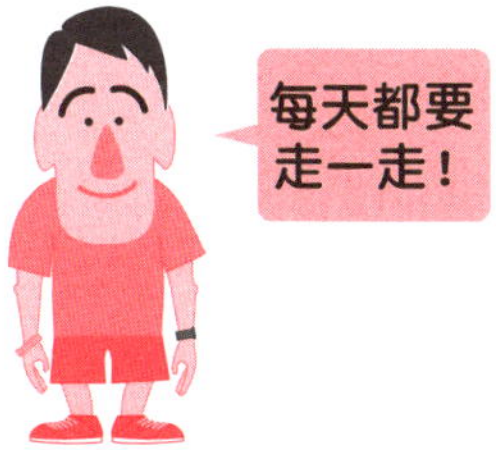

共餐

可以的話盡量與他人一同用餐

「共餐」的意思是和其他人一起用餐。相反的，「獨食」則是獨自用餐的意思。

目前「獨食」已被指出可能有引發各種健康危機的風險。

如果一個人吃飯，吃的分量就會減少（少食），而且下廚時會因為覺得想菜單很麻煩，所以總是吃相同的食物（固食）。另外，調味也會變重（濃食），經常用麵類、麵包解決一餐（澱粉食）的情況也會變多。

即便高齡者和家人一起生活，只要生活節奏不同，獨自用餐的機會也會增加（獨食）。

各式各樣的獨食雖然無疑會造成營養不良的狀況，但同時獨自用餐的孤單感也已經被指出會提高罹患失智症的風險。

舉例來說，有報告指出，獨食是導致高齡者罹患憂鬱症等精神疾病的主要原因（參考左頁下方的圖表）。

顯示憂鬱狀態之GDS[*1]的得分在10以上者，獨食的情況約占了23%。至於共餐則是約12%。

從這個數據來看，**共餐能夠降低憂鬱症風險**這一點毋庸置疑。這是因為共餐所產生的交流能夠減少孤獨感以及不安，並且促進社交活動。

獨居者固然勢必得獨自用餐，不過像是邀請家人或朋友一起吃飯、參加料理教室等等，本人要積極地跟外界接觸這一點非常重要。

另外，選擇在日照中心用餐也可以透過和其他高齡者交流，來消除孤獨感。

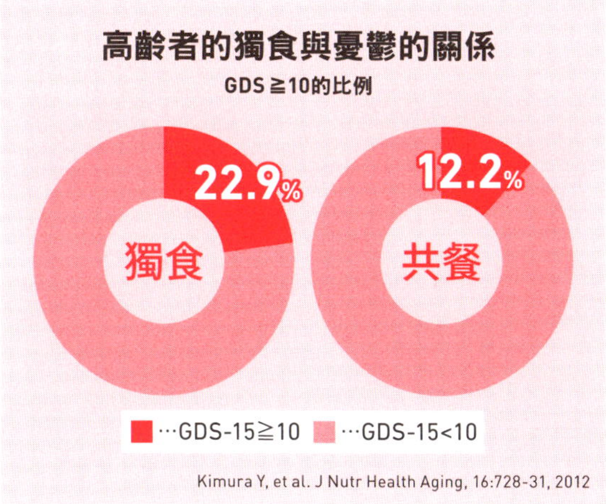

Kimura Y, et al. J Nutr Health Aging, 16:728-31, 2012

＊1 老年憂鬱症量表。用來診斷老年憂鬱症的基準值。分數為0～15分，10分以上為幾乎確定罹患憂鬱症的狀態。

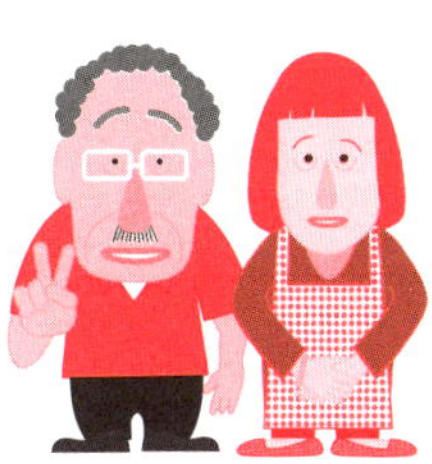

飲食習慣

中年期與老年期的飲食方針不同

飲食原則方面，有必要將中年期（40～65歲）的與老年期（65歲以上）分開來思考。以下將說明什麼樣的飲食習慣，能夠降低失智症的風險，來確認看看吧。

●中年期為止的飲食原則

熱量攝取過高會導致內臟脂肪囤積，進而引發高血壓、糖尿病、葡萄糖耐受不良[*1]。這些症狀會提高失智症的風險。如果是中年期，則還需要注意避免攝取過多鹽分。鹽分攝取過多會造成高血壓及動脈硬化，而這也會提高失智症的風險。

另一方面，糖分攝取過多則會引發糖尿病，然後糖尿病又是引發阿茲海默型失智症等的原因。

中年期階段飲食習慣很重要的一點是留意攝取熱量、鹽分及糖分，以免罹

＊1 糖尿病前期的狀態。意指血糖值雖然不正常，但還不能算是糖尿病的階段。

患慢性病。

老年期的飲食原則

在老年期（65歲以上）的階段，要優先攝取以魚、肉為主的蛋白質。為了避免陷入衰弱狀態，因而攝取充足的營養更為重要。

各位知道在健康檢查的血液檢查項目中，也會看到的白蛋白（血清白蛋白）的數值嗎？

白蛋白是肝臟合成的蛋白質，有維持血液滲透壓、供應胺基酸給肌肉和皮膚、中和毒物和藥物等功用，同時也是顯示營養狀態的重要指標。

目前已經確認白蛋白的數值愈低，得到失智症的風險就愈高。

人到了老年期，比起在意飲食中攝取過多的鹽分和糖分，更應該以蛋白質為主，多多享用自己喜歡的食物。另外建議盡量與人共餐，以免產生營養不良的情況。

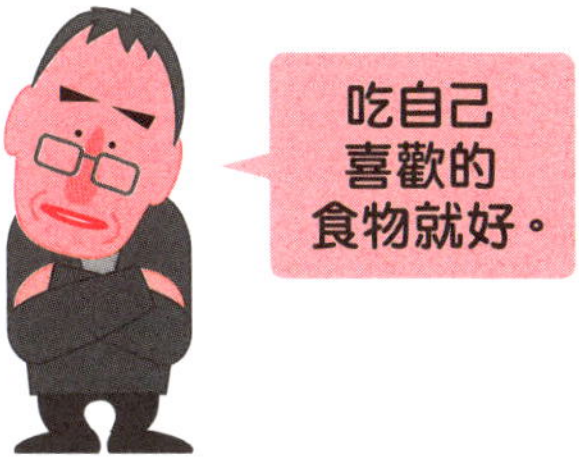

口腔保健

維持咀嚼能力
可預防失智症

根據日本弘前大學的調查結果發現，保有牙齒數量愈多的人，罹患失智症的風險愈低。假設保有22顆牙齒的人為1，保有11～21顆的人得到失智症的風險約為3.5倍，10顆以下的風險則高達20倍左右。

神奈川齒科大學所發表的研究報告則指出，沒有牙齒也沒有使用假牙的人，失智症發病的風險是有20顆以上牙齒者的1.9倍。

高齡者在掉牙之後若是置之不理，有可能會因為嫌吃東西麻煩而導致營養不良。請向牙醫諮詢，進行義齒、植牙、牙橋、假牙等後續處置，以維持咀嚼能力。

另外，目前也已知注重口腔保健以維持咀嚼能力，能夠抑制失智症的病程發展。

因此，絕對不能輕忽口腔保健的重要性。

每天早晚刷牙是基本的，此外也要留意以下幾點，仔細保養。

❶ 維持刷牙的習慣

刷牙時可以順便用漱口水清潔。由於人在邁入高齡之後會缺牙或牙縫變大，因此使用牙線[*1]也是一個好方法。

❷ 保持假牙清潔

如果有配戴假牙，那麼每天都必須進行保養。取下假牙後用牙刷輕刷，或使用假牙專用的清潔錠、清潔劑，使其常保清潔。

❸ 維持咀嚼能力

用餐時如果總是選擇柔軟的食物，咀嚼能力（咀嚼功能）就會變差。請有意識地也挑選一些較硬或有咬勁的食物來吃。

*1 去除齒縫汙垢的牙科用品。將外觀如細繩的牙線伸入牙縫中使用。

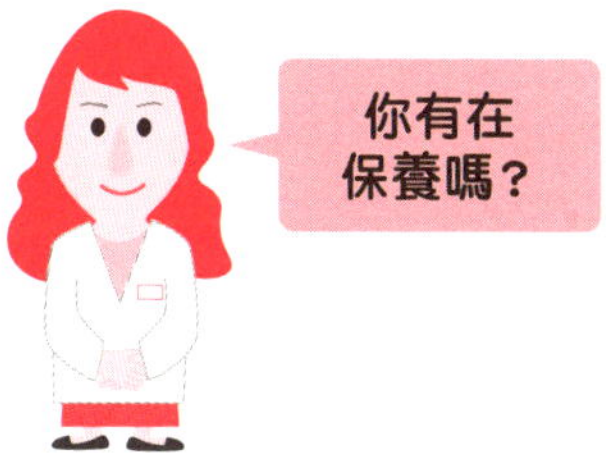

外出

給予腦部刺激 能夠防止認知功能衰退

基於預防新冠肺炎疫情蔓延之目的，在實施減少非必要外出及限制行動的期間，高齡者的外出頻率顯著下降了許多。而經過證實，這一點確實造成認知功能低下、失智症症狀加重的情況產生。

另外，根據東京都一項針對無認知功能障礙之高齡者進行的調查，若以每天必定外出一次的人為基準，每週外出2～3次者的風險約為1.6倍；每週外出一次以下者的風險則高達約3.5倍。

不是出遠門去旅行也無所謂。只要在附近散散步，欣賞當季的花草樹木，以及和附近居民互相打打招呼，便能刺激腦部使其活化。

另外，也很推薦找機會打扮一下，去到高級餐廳、市區的咖啡廳、美術館等場所。

這是因為興高采烈地打扮、化妝，會促使腦內物質多巴胺[*1]分泌。多巴胺分泌會讓壓力荷爾蒙減少，進而使腦部活化。

***1** 別名為「幸福荷爾蒙」的腦內物質。人體分泌出這個物質後，會帶來記憶力上升、專注力提高、充滿幹勁等效果。

假使患者因為身體能力衰退，導致不敢單獨外出，那麼首先可以考慮由家人陪同一起外出。

只要家人積極地邀約「我們一起去吧」，（即使一開始很困難）患者就會慢慢地轉換心情。

如果家人因為某種緣故無法陪同，那麼還有利用日照中心這個方法。最近，日照中心裡增加了不少像是購物行程、參加慶典之類的活動。

另外，假如患者的體力下降到難以搭乘大眾運輸工具，在日本也可以利用為高齡者提供的外出支援服務。

這是由自治團體及民間企業提供的收費服務，會派出照護計程車或公務車協助移動。

以自治團體來說，收費為每小時幾百日圓再加上燃料費等實際費用。日本的各位不妨向各自治團體的高齡者窗口，或社會福祉協議會洽詢。

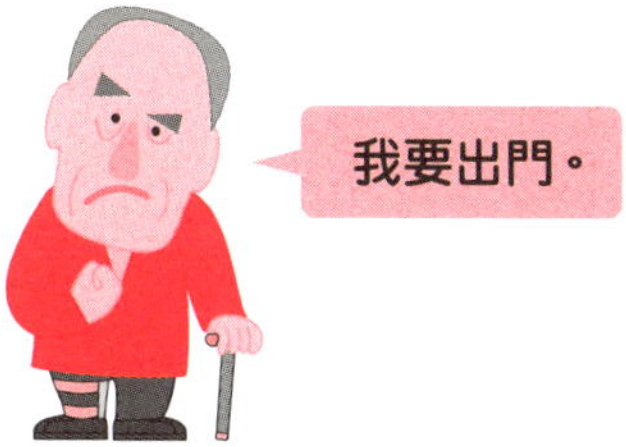

社會性

與社會沒有連結的人，罹患失智症的風險較高

目前普遍認為積極參與社會活動，有助於維持認知功能[*1]。

不只是和以前的朋友、同學保持聯絡，像是和孫子、親戚、附近鄰居或是健身房的同好等等，積極地與家人以外的人對話並且樂在其中可以防止認知功能下降。

同時，由於生活有了意義會讓人產生幹勁而且睡得比較好，因此也能夠進而延長健康壽命。

反觀抗拒社交活動、較為孤獨的人士，則有可能因為認知功能衰退而引發憂鬱狀態。

接著請各位參考下一頁的資料。

這是針對社會網絡與失智症風險的關係進行調查後製成的圖表。是根據①有配偶、②有子女、③與親戚、朋友有往來這3項要素，對失智症風險進行調查的結果。

＊1 正確地理解、判斷事物，並且適當執行的功能。是日常生活中不可或缺的能力。

假設①②③都具備的人為1，那麼具備2項的風險約為2.6倍，只有1項的風險約為3.7倍。

不僅如此，未符合任何一項者的風險竟然會躍升至約8.3倍。

由於**能否積極與人往來**這一點得視本人的個性和想法而定，因此沒辦法勉強對方去身體力行。可是如圖表所示，社會網絡要素較少者的失智症風險會提升的確是事實。

另外，**利用**日照中心之類機構提供的**照護服務**這一點，在維持高齡者的社會網絡上非常有意義。

為了保有社會性，請積極地加以活用。

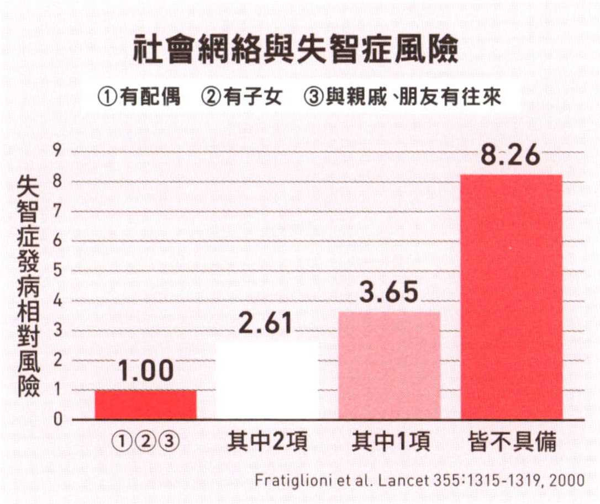

Fratiglioni et al. Lancet 355:1315-1319, 2000

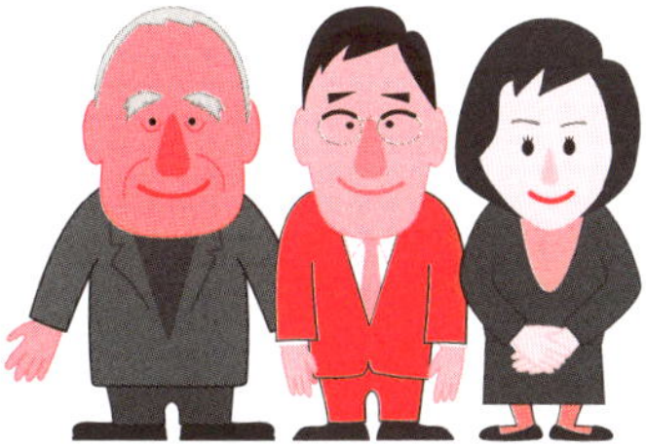

結語

日本從2007年開始，便已邁入65歲以上人口超過21％的超高齡社會。高齡化率上升的狀況今後也將持續下去，預估到了2050年時，65歲以上人口的比例將達到約40％。屆時將成為一個男性有三成、女性有六成都超過90歲的長壽時代，並且今後恐將維持此傾向發展下去。

日本的家庭模式也正不斷走向核心家庭。在都市地區，有許多未婚或是離婚的單身獨居者，由高齡者照顧高齡者的「老老照護」的家庭也在增加當中。然後也因為這樣，由認知功能下降的夫妻互助生活的「雙失照護」也不斷增加。

人上了年紀之後認知功能會衰退，身體狀況也會漸漸惡化。本來就擔心該如何照顧了，若再加上「要是得了失智症怎麼辦？」這個問題，會感到不安也是在所難免。

現代是一個所有人都抱著失智症風險而活的時代。正因為如此，才需要關於失智症的正確知識。

本書以失智症患者（或有失智症疑慮的人）為範本，詳細介紹了家人及照顧者應該採取何種言行比較恰當。

似乎有許多人一見到失智症造成的困擾行為及發言，就會覺得非常生氣。但是請各位務必要在這種時候稍微忍耐一下，體察患者本人的心情。活用照護保險制度的日照中心或短期入住以減少近距離相處的時間，藉此讓彼此轉換一下心情也是有其必要性的。

沒有必要將完美的照顧當成目標，只有做到60分左右也無妨。

對照顧失智者的人而言，最重要的就是不要什麼事都獨自承擔。請記得向身邊的人求助，不要有「我是最後的堡壘」之想法。假使沒有可以依靠的親人，那麼只要向醫生或照護管理專員求助就好。

人即便得了失智症也不會喪失所有認知功能。

有許多患者仍能保有原本的個性，以及對身邊其他人的顧慮。不要用減法去評價對方，而是讚美對方現在能做到的事情、對目前仍保有的能力表達感謝，只要像這樣時時對患者心懷尊重，想必就能一起長久生活下去。

但願本書能夠對失智症患者及各位家屬有所幫助。

長田 乾

作者簡歷

醫療法人社團綠成會　橫濱綜合醫院
橫濱市失智症疾患醫療中心中心長

長田 乾（Nagata Ken）

神奈川縣出生，1978年弘前大學醫學部畢業。曾任職於腦血管研究所美原紀念醫院神經內科、科羅拉多大學神經內科、秋田縣立腦血管研究中心神經內科學研究部等單位，2016年起擔任橫濱綜合醫院臨床研究中心長，2020年起擔任橫濱市失智症疾患醫療中心中心長。擅長領域為失智症、腦中風、神經心理學、影像診斷。興趣是收集迷你模型車。著有《覺得「家人得了失智症？」時讀的書》（Gakken）等書。

日文版STAFF

裝幀、本文設計、DTP	石割亞沙子（Isshiki）
插畫	illustrator E-Shigoto SAKAIYA（中山 昭） 長田 乾
編輯支援	VALIS股份公司（鍋倉弘一）
校對	東京出版服務中心股份有限公司

醫學專家傳授同理家人的失智症照護
完整圖解高齡化時代必懂的
知識、溝通到照顧的實用技巧

2025年3月1日初版第一刷發行

作　　者	長田 乾
譯　　者	曹茹蘋
編　　輯	吳欣怡
封面設計	R
發 行 人	若森稔雄
發 行 所	台灣東販股份有限公司 <地址>台北市南京東路4段130號2F-1 <電話>(02)2577-8878 <傳真>(02)2577-8896 <網址>https://www.tohan.com.tw
郵撥帳號	1405049-4
法律顧問	蕭雄淋律師
總 經 銷	聯合發行股份有限公司 <電話>(02)2917-8022

TOHAN

國家圖書館出版品預行編目（CIP）資料

醫學專家傳授同理家人的失智症照護：完整圖解高齡化時代必懂的知識、溝通到照顧的實用技巧／長田 乾著；曹茹蘋譯. -- 初版. -- 臺北市：臺灣東販股份有限公司, 2025.3
172面；14.8×21公分
ISBN 978-626-379-777-2（平裝）

1.CST：老年失智症　2.CST：健康照護

415.9341　　114000620

Ninchisyo no「Naze?」「Dousuru?」
ga Hitome de Wakaru Hon